臨床血液学実習書

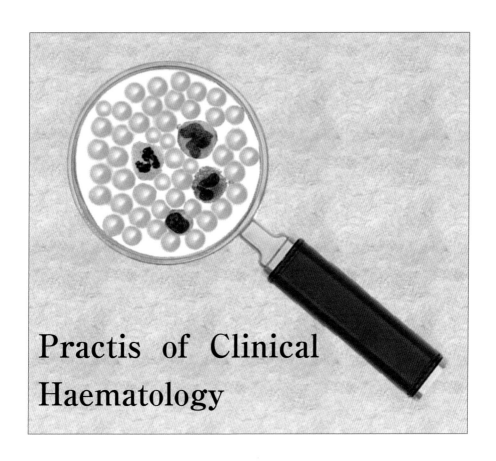

Practis of Clinical
Haematology

山下　勉
Yamashita Tutomu

神戸学院大学出版会

はじめに

　臨床検査教育において、臨床血液学はコア教科の一つとして、講義と実習が臨床検査技師に関する法律に定められています。臨床血液学の講義に使用される書籍は多くの出版社から既に出版されています。

　しかしながら、臨床血液学実習に関する書籍は少ない。各大学や、専門学校では臨床血液学実習を独自に自施設で可能な内容を選択して、実施しているのが実情です。

　臨床検査技師養成校の先生方より臨床血液学の実習をどのような内容で、どう実施すればよいか相談を受けることが多いことから、これまで著者が実施してきた実習内容をまとめるに至りました。

　臨床血液学実習書の内容は、血液形態学に関する実習と凝固・線溶・血小板系に関する実習から構成されています。前者は、更に赤血球に関する実習内容と白血球に関する実習並びに血液疾患に分けられています。後者は、凝固系に関する実習と血小板に関する実習、凝固線溶阻害因子・凝固線溶系分子マーカーに関する実習、線維素溶解能に関する実習に分けられています。各単元の内容を各施設の状況により分割して実施していただければ良いかと思います。

　各単元で、実習内容の目的、臨床的意義が記され、その実施方法と結果の記述と考察という内容になっています。また、臨地校外実習における事前指導における基本的な実技の確認試験についても本学の例を参考に提示しています。臨床血液学実習に関する重要な実習内容を担保し、臨床検査教育に役立てようとするのが出版の目的であり、臨床検査技師を志望する学生に臨床血液学実習内容を習得してもらうことが著者の願いです。

　2022 年 2 月 1 日

山下　勉

【臨床血液学実習の実習内容とスケジュールについて】

本書では、各実習を分野項目ごとに2コマで各回の実習内容が実施できるように配置した。各施設の事情により各項目を分割、統合して実施することが可能である。

第1回　　【Ⅰ】　　採血に関する実習
第2回　　【Ⅱ】　　赤血球に関する実習　①
第3回　　【Ⅲ】　　赤血球に関する実習　②
第4回　　【Ⅳ】　　赤血球に関する実習　③
第5回　　【Ⅴ】　　白血球に関する実習　①
第6回　　【Ⅵ】　　白血球に関する実習　②
第7回　　【Ⅶ】　　白血球に関する実習　③
第8回　　【Ⅷ】　　白血球に関する実習　④
第9回　　【Ⅸ】　　凝固系に関する実習　①
第10回　　【Ⅹ】　　凝固系に関する実習　②
第11回　　【Ⅺ】　　凝固系に関する実習　③
第12回　　【Ⅻ】　　血小板に関する実習
第13回　　【ⅩⅢ】凝固線溶阻害因子・凝固線溶系分子マーカーに関する実習
第14回　　【ⅩⅣ】線維素溶解能に関する実習

【実習レポートについて】

各実習について各自レポートを作成する。レポートの書式は実習内容、方法、結果、考察の順に記載する。種々の検査と**具体的な疾患とを関連させて考察**する。
国家試験問題では基礎理論に加えて実際の手技に即した問題が出題される。本実習の内容をよく理解し、また実習では用いなかった方法もあわせて理解することが重要である。

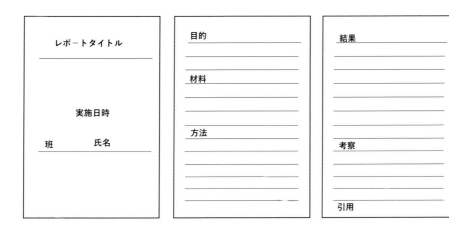

【器具、機器等について】

1. 顕微鏡

検鏡手順

① 机上に出し（精密機器につき丁寧に取り扱う）、検鏡姿勢にする。

② 照明の電源を入れ、点灯具合をチェックする（接眼レンズ、対物レンズは装着されている）。

③ 10倍の対物レンズを光路に入れ、ステージ上に標本（プレパラート）をセットする。粗動を操作して、対物レンズを標本面に近づける。接眼レンズより覗きながら粗動を操作して、そのピントを合わせる（対物レンズを徐々に標本面から遠ざけてゆく）。

④ 微動を操作して正確なピントを合わせる。

⑤ 照明系の光軸調整を行う（最初に一回やれば良い）。

⑥ 眼巾調節及び視度調整を行い、改めて正確なピントを合わせ直す（但し、この調整は、検鏡者が代わらなければ最初に一回やれば良い）。必ず両眼で観察する。

⑦ ステージのメカニカルハンドルを操作して、標本の中で見たい場所を視野に出す。

⑧ コンデンサー絞りを動かして、最も見やすいコントラストにする（コンデンサーの使い方は非常に重要である）。コンデンサーは最上部に上げておくか、⑤項の調整で決めた位置にしておく。

⑨ レボルバーを回して、次の倍率の対物レンズを光路に入れる。接眼レンズより覗くとほぼ標本の像が見えるから、微動で正確にピントを合わせて検鏡する。コンデンサー絞りの操作をして見やすくする（対物レンズの倍率によって、最良の絞り状態が異なるから注意）。

⑩ 以下同様な手順で、倍率を更に上げて検鏡していく。100倍では標本と対物レンズの間に専用オイルを滴下して検鏡する。

⑪ 使用後は油浸オイルをレンズペーパーで拭き取り光源を切って、カバーを掛けて収納ケースに収める。

2. 血球計算板とその洗浄法

Burker–Turk 式と改良型Neubauer式が一般に使用され、Thoma-Zeissは赤血球用としてのみ使用

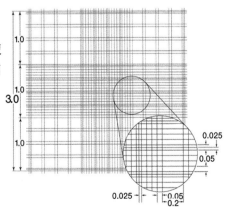

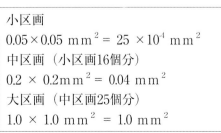

小区画
$0.05 \times 0.05\,mm^2 = 25 \times 10^{-4}\,mm^2$
中区画（小区画16個分）
$0.2 \times 0.2\,mm^2 = 0.04\,mm^2$
大区画（中区画25個分）
$1.0 \times 1.0\,mm^2 = 1.0\,mm^2$

される。いずれも計算室の深さは0.1mmである。

使用後はすぐに被いガラスを外し、液をガーゼで拭き取る。中央部の目盛りの部分、その両端の平滑面に指を触れないようにして少し水をたらしてガーゼで軽く拭き取る。

*実習ではディスポーザブルの計算板を使用する。

3. カバーガラス（被いガラス）

血球計算板用のカバーガラスは厚手（0.4～0.7mm）のものを使用する。清潔なカバーガラスを載せて軽く左右の親指で前に少しずらして押え、Newtonring（光の干渉による多彩な縞模様）を作る、Newtonring（輪）が、計算室の左右に出来ていることを確認してから使用する。

4. メランジュールの扱い方

赤血球用（血小板）と白血球用を間違えないように使用する。使用するごとによく洗浄する。洗浄はアスピレーターにメランジュールを接続して残りの液を吸い出し、水、エタノールを吸引して汚れを取り除いたらアセトンを吸引し、最後に空気を吸引してメランジュールの内面を完全に乾燥させる。希釈液などを強く吸い過ぎて、ゴム管吸い口を汚さない。

5. 血液塗抹標本の検鏡

赤血球、白血球の分類実習において細胞のスケッチを行うので色鉛筆を各自持参すること。

6. 測定機器一般

顕微鏡、種々測定機器は精密機械であるので取り扱いには注意し、操作法を充分把握して操作する。操作法等が不明の場合は指示を仰ぐこと。

7. 凝固時間測定機器

凝固測定装置にはフィブリン析出に伴う散乱光度の変化、物理的強度の変化をとおしてインピーダンスの変化を捉える方法等、種々の原理を用いた機器が市販されている。本書に用いる凝固計は後者の方法を用いた機器で、用手法に比較的近い値が得られることと、光の透過度とは無関係なことから全血を用いることが出来る点が特徴である。キュベット内にスチール製ボールと血液を入れる。キュベットをセットする測定部はわずかに手前に傾斜している。37℃でキュベットが常に回転するが、血液が凝固していない時はこのスチール製ボールはキュベットが回転してもキュベットの手前の位置に静止している。しかしキュベット内の血液が凝固するとフィブリンがこのスチールボールをキュベットの回転方向に引っ張ることになる。この時スチールボールが移動すると、測定部下部とスチールボールとの間のインピーダンスが変化するので、この変化を捉えて凝固の開始を測定している。スチールボールとキュベットは一回使用で廃棄する。凝固時間はモニター又は、付属のプリンターに印刷される。測定開始はスタート試薬添加と同時にスタートボタンを押して測定を開始する。測定に使用する検体量や試薬量は、使用する機器により異なることから、使用する機器の使用説明書に従う。本書では、KC-10等を使用した場合を示している。

散乱光度法

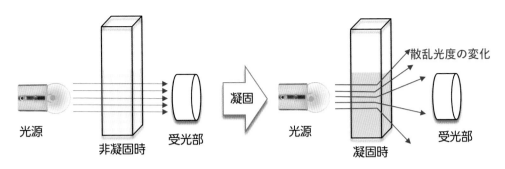

インピーダンス法

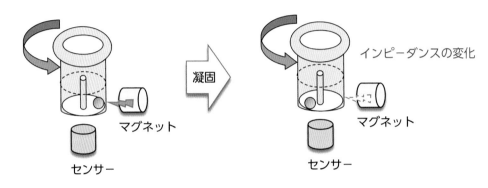

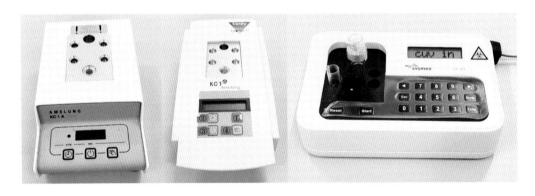

市販されている半自動凝固測定装置

8. 血小板凝集計

　測定キュベット（測定するために使用する専用試験管）はディスポーザブルである。しかし、キュベットに入れる<u>スターラーバーは繰り返し使用するので誤って捨てないように注意する</u>。実習ではBorn法（光透過法）の凝集計を使用する。このPRPを用いる機器は一般の臨床検査室で広く用いられている機種である。10検体を同時に測定することが可能であることから、各濃度の凝集惹起物質に対する凝集反応を一度に測定できる。操作は全てパーソナルコンピューターで制御される。取り扱いには注意する。

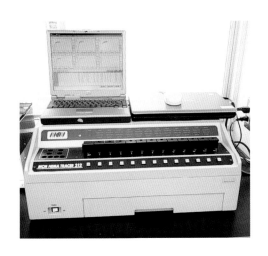

多チャンネル血小板凝集の測定装置

9.自動酵素免疫法測定装置

　　酵素免疫法による測定項目は臨床化学、免疫、血液など多種に及ぶことから種々のタイプの自動測定器が市販されている。実習に用いる自動測定器は抗原抗体反応段階を振動させることにより反応時間の短縮を実現した機器（Sysmex）で腫瘍マーカーを初めとして種々のアプリケーションが市販されている。

10.ピペットマンの扱い方

　　容量の違うピペットマンを使用するので、先につけるチップや容量表示を確認して、注意深く扱う。ピストンの停止点が二段階になっているので、最初の停止点で試料をゆっくり吸い込み、出す時は最後の停止点までチップ内容がすべて出るまで押し出す。異なったものを同じチップで採取してコンタミをさせないように注意し、使用したチップは廃棄する。

【試薬等について】

1. 血液、試薬の取り扱い

　　実習内容に使用する血液、薬品などは必要最小量で結果を出せるように注意する。また、感染防御の意味から取り扱いには充分注意を払う。

2. 血液検体について

　　各実習には血液が不可欠である。可能であれば動物の血液を用いるが、実習内容からヒトの血液が必要な場合は各班から代表者が血液（約20 mL以内）を提供することになる。各実習を実施するには基本的に各班全員が血液を提供しなければならないことを理解する。特別の理由がある場合はこの限りではないので申し出る。実習用血液の採血は

有資格者（実務教員）が行う。

3. 骨髄液塗抹標本

骨髄細胞の塗抹標本は医療施設より提供を受けたもので、貴重なので取り扱いには充分
注意して破損のないようにする。

4. 試薬

種々の酵素類は調整後、使用するまで氷冷保存する。

ゴミの廃棄について　（重要）

血液が付いている廃棄物と、そうでない廃棄物
とは分けて廃棄する（別々の廃棄箱が用意され
ている）。廃棄箱の感染性廃棄物鑑別マークに
従って廃棄する。①鋭利なもの（注射針等）：
黄色　②固形状のもの（血液付着のガーゼ
等）：だいだい色　③液状及び泥状のもの（血
液等）：赤色。廃棄方法については各実習機関
の規定に従って廃棄する。

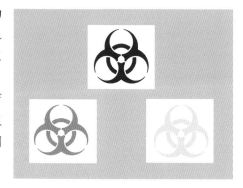

バイオハザードマーク

表示	容器	廃棄物
黄色	金属製、プラスチック製等で危険防止のために耐貫通性のある堅牢な容器を使用する	鋭利物 • 注射針 • メス　等
橙色	丈夫なプラスチック袋を二重にして使用するか、堅牢な容器を使用する	固形・泥状のもの • 血液の付着したガーゼ類　等
赤色	排液等が漏洩しない密閉容器を使用する	液状のもの • 血液 • 体液　等

血液学に関する臨床検査にはおおよそ2種類の検査系統がある。一つは血液形態学的な検査であり、主にEDTA加血液が用いられる。二つ目は凝固・線溶・血小板関連検査であり、主にクエン酸加血漿が用いられる。下記調整法に従って、実習に用いる血液を調整する。

クエン酸加血漿の調整法（血液：クエン酸Na溶液＝9：1）

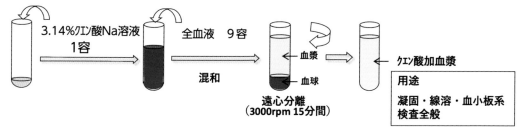

ヘパリン加血漿の調整法（血液：ヘパリン＝5〜10m：100μ）

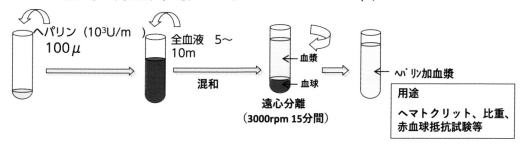

EDTA加血液の調整法（血液：EDTA塩＝1〜2m：1mg）

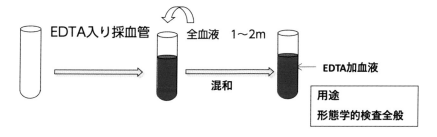

PRPとPPPの調製法 （血液：クエン酸Na溶液＝９：１）

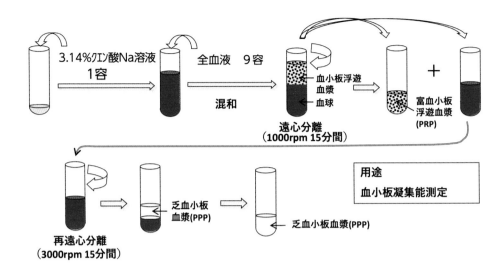

BaSO₄吸着血漿の調製法 （血液：クエン酸Na溶液＝９：１）

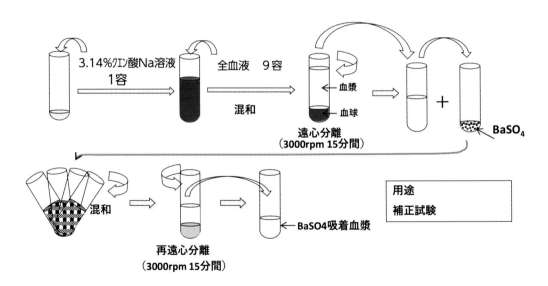

[抗凝固剤の種類]

(血液を凝固させないように用いられる汎用薬剤)

*ここで示す薬剤は、抗凝固療法で使用される抗血栓薬ではない。

脱カルシウム作用による

EDTA： 強力な非可逆性カルシウムキレート剤　1mg/血液1mL：血液検査用

形態検査用

3.14%　クエン酸ナトリウム溶液：可逆性のカルシウムキレート剤

＊止血検査用にはクエン酸ナトリウム溶液1容に対して血液9容（1：9）

＊血沈用には3.8%クエン酸ナトリウム溶液1容に対して血液4容（1：4）

フッ化ソーダ： 解糖系のアルドラーゼに対する阻害剤であると同時に、弱いながらも

CaF_2（フッ化カルシウム）を形成することで、弱いキレート作用がある。 10mg/mL：血糖用〔アングロット〕

抗トロンビン作用

ヘパリン： 多糖類の一つであり、抗トロンビン作用を有する。

0.1mg/mL：ガス分析、pH、乳酸、ピルビン酸、アンモニア、白血球機能検査、リンパ球機能検査（アンチクロット）

【Ⅰ】採血に関する実習

実習内容：採血用腕モデルを用いて上肢正中皮静脈より採血する手技を習得する。

A 材料

1) 滅菌済み注射器と注射針

   注射器は採血量に応じて選択する。臨床検査技師に許されている採血量は20mLまで。注射針は右表参照。

2) 駆血帯、枕、バンソウコウ

3) 消毒用エタノール（70％エタノール）又は、5％ヒビテン液（クロルヘキシジングルコン酸塩液剤）

4) 採血容器

   医療現場では種々のサイズの真空採血管が多用されるようになった。

   この場合、注射器は従来のものは使用せず、ホルダー状の筒に注射針が接続された器具で穿刺し、採血管をホルダーの中に挿入する。ホルダーの内側にはゴムでコートされた針が出ており、採血管に接続される。真空採血管（真空という名称が用いられているが真空ではなく、採血量に応じて陰圧になっている）の内部は陰圧になっており、採血管内への血液の流入により外圧と等しくなった時点で血液の流入が停止する。従って採血管内の圧を調節することで採血容量を変えることが出来る。しかし、強制的に吸引することから凝固系検査をはじめ、組織液の混入が測定値に影響するような場合は使用を控えることがある。

B 採血手技

1) 針の切り口と注射筒の目盛りが同じ面にくるように針を付け、採血後に血液を移す採血管並びにバンソウコウ等採血後に必要なものを手元に用意する。

2) 上腕に駆血帯をかけ、拳をにぎらせ、静脈を怒張させる。

3) 採血に用いる静脈を決める。静脈がわからない場合、指先の腹の部分で触れて探し、表在血管の走行方向、位置、深さを確認して採血部位を決定する（17-19頁図参照）。

4) アルコール綿（70％エタノール）又は5％ヒビテン液綿で採血部位を消毒する（消毒した後は採血部位にさわらない）。走行血管に沿って斜めに針を刺し、静脈腔中に針を進める。うまく静脈腔中に入ると注射器にかかる抵抗が小さくなる。左手で針をしっかり固定し、吸引に伴い注射器が動かないようにしっかり保持する。右手でゆっくりと吸引・採血する（左利きの場合は逆）。仮に血管内に針を穿刺できなかっても慌てず指示を仰ぐ。

5) 必要量が取れたら拳を開かせバンドをはずして、心もち針を浮かせるような感じで針をすばやく抜く。注射器はキャップをせずにそのままトレイに置く。

6) 穿刺した部位にアルコール綿をあてがってバンソウコウ等で止める。この時穿刺した部位を2〜3分間圧迫してもらい、揉まないように注意を促す。

7) 使用した注射器は、専用針廃棄箱に針を廃棄し、血液を試験管などの容器に移す（真空採血の場合は既に採血管に血液が充填されている）。使用した注射器は赤色廃棄箱に捨てる。

*針刺し事故はこの時によく起こるので落ち着いて慎重に注意を払うことが重要である。

*抗凝固剤は実験の目的によって、予め注射筒に入れておく場合もある。
*実際の採血において被検者の血液が付着した場合、直ちに流水で洗う。
（肝炎ウイルスはアルコールでは殺菌できない。1％次亜塩素酸ソーダを用いる）

C 注射・注射針の種類
ゲージ寸法

（ゲージ×インチ）	刃先	m／m寸法国内規格	（品名）
18G × 11／2"	R	1.2 × 38	輸血針太
18G × 11／2"	S	1.2 × 38	
19G × 11／2"	R	1.1 × 38	
19G × 11／2"	S	1.1 × 38	輸血針中
20G × 11／2"	R	1.0 × 38	
20G × 11／2"	S	1.0 × 38	
21G × 11／2"	R	0.8 × 38	輸血針細
21G × 11／2"	S	0.8 × 38	ペニシリン針
22G × 11／4"	R	0.7 × 32	静脈針太
22G × 11／4"	S	0.7 × 32	皮下針1／1
22G × 11／2"	R	0.7 × 38	静脈針中
22G × 11／2"	S	0.7 × 38	
23G × 11／4"	R	0.6 × 32	
23G × 11／4"	S	0.6 × 32	静脈針細
23G × 1"	R	0.6 × 25	皮下針1／2
24G × 11／4"	R	0.55 × 32	
24G × 1"	R	0.55 × 25	
25G × 1"	R	0.5 × 25	皮下針1／3
25G × 5／8"	R	0.5 × 16	
26G × 1／2"	R	0.45 × 13	
27G × 1／2"	S	0.4 × 13	ツベルクリン針
27G × 3／4"	R	0.4 × 19	皮下針1／4
22G × 23／8"	R	0.7 × 60	カテラン針1／1
23G × 23／8"	R	0.6 × 60	カテラン針1／2
25G × 23／8"	R	0.5 × 60	カテラン針1／3

刃先RおよびSは切り口の角度を示す。RはRegular Bevel，SはShort Bevelのイニシャルである。Rは皮下筋肉用、Sは静脈輸血用。針の太さはGの数値が大きくなると細くなる。採血には通常21Gから23Gが用いられる。

主な注射器の針

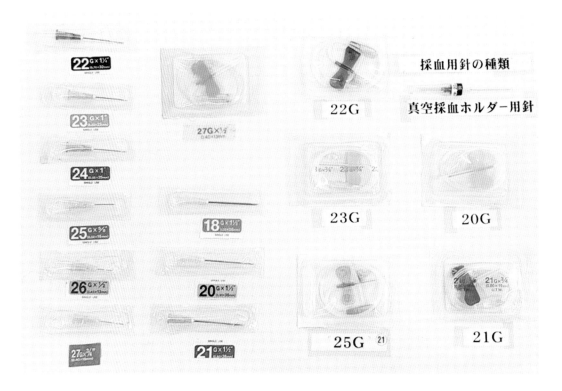

主な注射器

D 採血部位

臨床検査技師に関する法律（昭和三十三年四月二十三日法律第七十六号）第四章業務等において臨床検査技師が行う採血業務について規定されているとおり、臨床検査技師に認められている採血部位は四肢表在静脈である。

臨床検査技師が採血を行う場合、一般的には上肢表在静脈（主に肘正中皮静脈）が選択される。しかしながら現実には血管の走行は個人差がある。また肥満等皮下脂肪組織層の厚い場合、血管の把握が困難となるケースが少なからずあるが、触診により血管の走行は概ね把握できる。上肢からの採血が困難な場合、下肢、手背からも採血される。

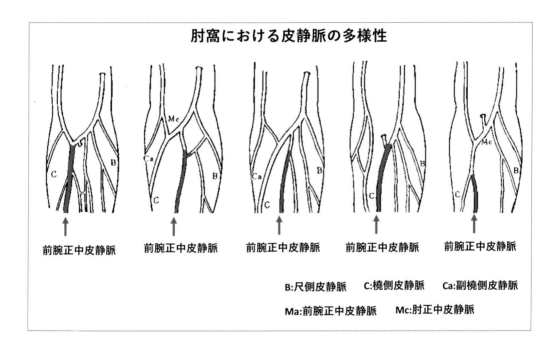

肘窩における皮静脈の多様性

前腕正中皮静脈　　前腕正中皮静脈　　前腕正中皮静脈　　前腕正中皮静脈　　前腕正中皮静脈

B:尺側皮静脈　　　C:橈側皮静脈　　　Ca:副橈側皮静脈

Ma:前腕正中皮静脈　　Mc:肘正中皮静脈

各自、経験した採血被検者が、上記上肢正中皮静脈がどのタイプであったか、確認してみる。

右肘窩の静脈

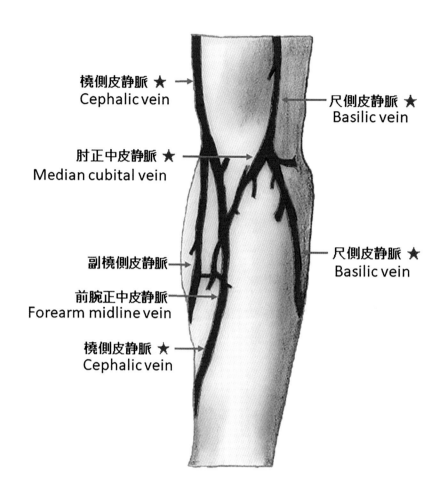

橈側皮静脈 ★
Cephalic vein

尺側皮静脈 ★
Basilic vein

肘正中皮静脈 ★
Median cubital vein

尺側皮静脈 ★
Basilic vein

副橈側皮静脈

前腕正中皮静脈
Forearm midline vein

橈側皮静脈 ★
Cephalic vein

*採血にあたり、穿刺する表在静脈を探すが、第一選択肢は、肘正中皮静脈である。

右手背の静脈

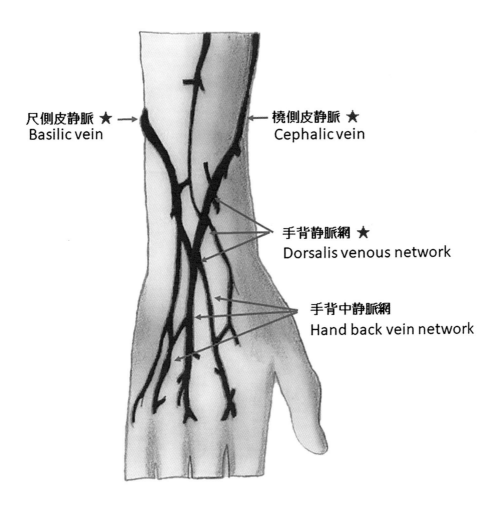

尺側皮静脈 ★ →
Basilic vein

← 橈側皮静脈 ★
Cephalic vein

手背静脈網 ★
Dorsalis venous network

手背中静脈網
Hand back vein network

*上肢正中皮静脈等が使用できない場合、手背中静脈を探すが、その場合は、注射針を翼状針に付け替えて採血を行う。

【Ⅱ】 赤血球に関する実習 ①

実習の内容：血液比重、ヘマトクリット値、ヘモグロビン濃度、赤血球数の目視、赤血球
恒数と赤血球指数の算出を測定して貧血に関する検査を理解する。

必要血液量：7mL（EDTA全血2mL、ヘパリン全血5mL）

A 血液の比重測定

実習内容：被検血液の全血、血漿、血球と各成分の比重を硫酸銅基準比重液に
一滴ずつ滴下して比重を求める。

1）原理
種々の硫酸銅基準比重液中に被検体を滴下すると、基準液よりも比重が大き
ければ沈み小さければ浮いてくる。種々の硫酸銅基準比重液を用いて一定の
位置に静止する比重を求める。
2）材料
10mL容プラスチック試験管（スピッツ）、試験管、毛細管ピペット、尖端
ピペット、硫酸銅基準原液（比重 1.100）、血液（ヘパリン加血液：ヘパリ
ン100 μL＋5mL血液を10mLスピッツに入れる）
3）測定方法
① 15本の試験管に下表比重を明記し、下表に従って各種硫酸銅基準比重液を正
確に調整する（パラフィルムでフタをして充分転倒混和する）。
　＊全血用の血液は遠心前に必要量を取っておくこと。
② ヘパリン加血液を遠心し（3000rpm、10min）、血球と血漿を準備する。
③ 血漿→血球→全血の順に、それぞれ一滴を液面から約1cm離れた高さから20 μLピ
ペッターを用いて、比重の異なる硫酸銅溶液に滴下する（滴下量は一定になるよう
に注意）。
④ 塊が中間に浮いている時の溶液の比重を確認し、各試料の比重を比較する。

各種硫酸銅基準比重液調整表

＊S mL（硫酸銅基準比重原液）に蒸留水を加えて全量10mLに調整する。

比重	*1.025*	*1.030*	*1.035*	*1.040*	*1.045*	*1.050*	*1.055*	*1.060*
S mL	2.41	2.91	3.4	3.9	4.4	4.9	5.4	5.9
比重	*1.065*	*1.070*	*1.075*	*1.080*	*1.085*	*1.090*	*1.095*	
S mL	6.4	6.91	7.43	7.95	8.46	8.98	9.49	

【結果】

被検体	比重		
	1回目	2回目	平均値
全血			
血漿			
血球			

B ヘマトクリット値測定

実習内容：ミクロヘマトクリット法で被検体のヘマトクリット（Ht,%）を求める。

1）原理（ミクロヘマトクリット法）
　　赤血球容積に変化をきたさない条件で血液を毛細管に入れ一定の遠心力で遠
　　心し、血液中に占める赤血球の容積を赤血球層の高さとして読み取る。
2）材料
　　ヘパリン全血液、ヘマトクリット用毛細管（抗凝固剤としてヘパリンが管の
　　内壁に塗布されている）、毛細管を封じるためのパテ、読み取り用グラフ、
　　遠心機。
3）測定方法
　　① ヘマトクリット毛細管の一端を少し上に向け、もう一方の端を血滴に触れ
　　　させ、管の約2/3まで血液を流入させる。
　　② 一端を指先で押さえ、直ちに血液吸入側をパテで封じる。
　　③ 一検体につき2-3本用意しておく。
　　④ 封じた側を遠心器の外縁に向けて、回転板の溝に入れ、内蓋と外蓋を閉じ
　　　る。
　　⑤ 1分以内に、11,000 rpmまで回転数を上げる（タイムスイッチは5分）。
　　⑥ 遠心終了後直ちに、読み取り用グラフで赤血球層の底（0）と血漿の上
　　　界（100）の一致する場所を探し、赤血球層の上界の目盛りを読み取る
　　　（％）。

【結果】

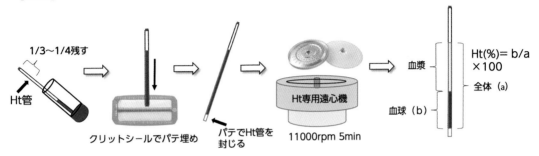

	被検体		有形成分／全体
	全体（長さ）	有形成分（長さ）	(Ht %)
1			
2			

C ヘモグロビン濃度測定

実習内容：被検血液のヘモグロビン濃度をSLS-ヘモグロビン法（国際標準法はシアンメトヘモグロビン法）で測定する。

1) 原理　（SLS-ヘモグロビン法）
 ① SLS-（ラウリル硫酸ナトリウム）が赤血球膜とイオン結合により吸着結合し、赤血球膜のリン脂質の可溶性をもたらし溶血する。
 ② SLS-によりグロビンの立体構造の変化が起こり、酸素によるヘム鉄の酸化が起こって安定な SLS-ヘモグロビンを形成させる。
 ③ これをヘモグロビン量として 540nm の吸光度を測定する。
  本法は、自動血球計数器のヘモグロビン測定として用いられている方法である。酸化ヘモグロビン、還元ヘモグロビン、メトヘモグロビン、ヘモグロビンFも同時にSLS-ヘモグロビンに変換してヘモグロビンとして測定できる

2) 材料
 EDTA 全血、ピペットマン、5,000 μL ピペットマン、試験管、SLS-ヘモグロビン発色原液、ヘモグロビン標準液

3) 測定方法
 ① 5mL ピペットマンで、SLS-ヘモグロビン発色原液をビーカーに正確に 5mL 採り、蒸留水 45mL を加えて（10 倍希釈）、測定試薬とする。
 ② 試験管にピペッターで血液を正確に20 μLとり、さらに①の試薬を5mL 加える。
 ③ よく混混ぜ、25℃（室温）に3分開放置した後、①のSLS-ヘモグロビン発色試薬
 ④ 検量線の作成：ヘモグロビン標準液を蒸留水で下表に従い調整し、5g/dL～15g/dLの標準液を得る。5g/dL～15g/dLまでは、検体と同様に測定し、30g/dLの標準液のみ検体量を40 μLとする。
 ⑤ ③で求めた測定値（吸光度）を④で作成した検量線に当てはめ、ヘモグロビン濃度（g/dL）をグラフから求める。

検量線作製のためのヘモグロビン標準液

No.	Hb濃度	標準液+蒸留水		測定に使用する検体採取量
		標準液	蒸留水	
1	5g/dL	0.05mL	0.1 mL	0.02 mL
2	10g/ dL	0.1 mL	0.05 mL	0.02 mL
3	15g/ dL	原液	0 mL	0.02 mL
4	30g/ dL	原液	0 mL	0.04 mL

【結果】

	検量線用				被検体
ヘモグロビン濃度（g/dL）	5	10	15	30	
OD_{540}①					
OD_{540}②					

D 赤血球数の目視

実習内容：被検血液の赤血球数を目視する。

1) 原理（視算法）
   ① メランジュールで血液を一定の割合に希釈する。
   ② 現在は、主に感染防御の配慮からメランジュールでの血液の希釈調整は実施されなくなっている。ピペッターにより希釈調整が実施される。
   ③ 血球計算室の一定容積（0.02μL）中の赤血球数を顕微鏡下で数える。
2) 材料
   EDTA全血、赤血球用メランジュール（感染防御からピペッターで希釈してもよい）、Burker－Turk 式血球計算板（ディスポーサブルのプラスチック製各種計算板が観察しやすい）、カバーガラス、Gowers液（赤血球希釈液 Na_2SO_4（無水）11.8 g ＋CH_3COOH（無水）6.2mL／200mL 蒸留水）

3) 測定方法
メランジュールを用いる場合
　① 赤血球用メランジュールで目盛り0.5まで正確に血液を吸引する。
　② メランジュールの外側についた血液はぬぐいさる。
　③ 泡が入らぬように希釈液を吸いたし、正確に目盛り101に合わせる、希釈液が半分
　　　程入った頃よりメランジュールは垂直に立てて吸引する。

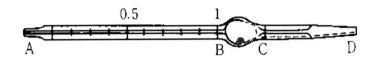

A:先端部　B:目盛1　C:目盛101　D：吸い口接続部
通常は目盛0.5まで血液を吸引
貧血が予測される場合は目盛Bまで血液を吸引

メランジュールによる操作

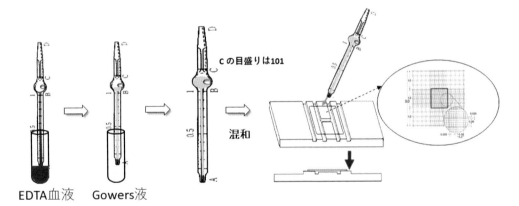

EDTA血液　　Gowers液

ピペッターを用いる場合
　① マイクロチューブ等にピペッターで血液10μLを取る。
　② ピペッターで希釈液を1990μL採って、上記マイクロチューブに分注する。
　③ 泡立てないように充分混和する。
　④ メランジュールの場合は、30秒以内に約100回振り、凝血塊のないことを確かめ
　　　る。初めの3滴を捨てて、その後の希釈検体を用いる。計算板（カバーガラスを乗
　　　せてニュートンリングを作った 状態のもの）の計算室に入れる。

ピペッターによる操作

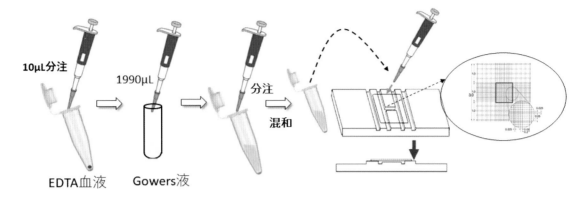

10μL分注　　　**1990μL**　　　　**分注**　　　**混和**

EDTA血液　　Gowers液

*ガラス製の血球計算盤とカバースリップを使用する場合は、使用前に共にエタノールで洗浄し、風乾させておく。カバースリップを軽く水で湿らせ、血球計算盤に密着させる。適切に密着していれば、カバースリップの下にニュートン・リング（虹のような環）を見ることができる。
ディスポーザブルの血球計算盤（INCYTO DHC-N01 など）を使用する場合は、使用前に包装から出すだけでよい（洗浄の必要はない）。

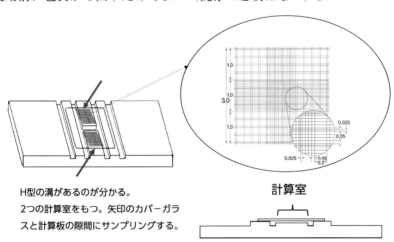

H型の溝があるのが分かる。
2つの計算室をもつ。矢印のカバーガラスと計算板の隙間にサンプリングする。

計算室

⑤血球が計算板の底に沈むまで1〜2分待ち、計算板中央の大区画の中にある中区画（小区画16個分、0.004 μL）を5つ選びThoma方式に従い赤血球数を数え（40倍で）、合計した数を10,000倍する。得られた値は血液1 μL中の赤血球数に等しい。

ビルケルチュルク（Burker-Turk）計算盤は同一の目盛が刻まれた2面の計算室をもち、各計算室の容積は0.9 μLとなっている。
目盛標線は次頁のように縦横とも一辺の長さが3,000mmで、これが各三等分され全体が1mm×1mmの9個の大ブロックに区分されている。このうち中央の大ブロックは、おもに赤血球（約5×10⁹個/mL、径7.5 μm）、血小板、精子、酵母など絶対数の多い細胞等の算定に使用し、四隅の大ブロックW₁〜W₄は、白血球（約7×10⁶個

/mL、径10μm）、リンパ球、培養細胞など絶対数の少ない細胞等の算定に使用する。以下赤血球の算定を例に説明する。

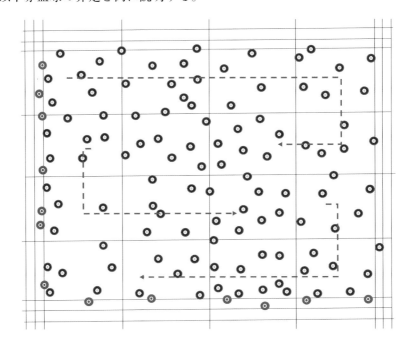

縦横3本線で囲まれた小区画16個を矢印の順にカウント
していく、対角線上の片側は、カウントしない（青色）

計算方法：赤血球の場合算定方法は以下のようになる。

血液は200倍希釈されている。中区画は、縦横0.2mmで、深さが0.1mmであるので1中区画の容積は、$0.2 \times 0.2 \times 0.1 = 0.004$mm^3（μL）となり、これを5つカウントしたので$0.004 \times 5 = 0.02$mm^3（μL）となる。これを1μLに換算すると$1 \div 0.02 = 50$となる。従って、中区画5つの合計に10,000（血液希釈倍数と1μLへの換算数：200×50）を掛けた値が血液1μLの赤血球の数になる。

【結果】
実習各班全員がカウントしてその平均値を求めて合計する。

測定者	中区画1	中区画2	中区画3	中区画4	中区画5	合計
1						
2						
3						
4						
5						
平均						
標準偏差						
CV						

赤血球数： 合計 × 10000 ＝ 　　　　／μL

＊：必ず同一検体を自動血球計測装置でカウントしたデーターと比較してみる。

	赤血球数	Hb	Ht	MCV	MCH	MCHC
マニュアル測定						
自動測定						
差						

E 赤血球恒数と赤血球指数の算出

実習内容：今までの測定値から赤血球指数を算出して貧血のタイプを調べる。

Wintrobeの赤血球指数について：右下の測定値を用いて以下の指数を計算する。
　　　　　　　　　　　　　正常値は参照しておく。

	参照測定数値（マニュアル）	参照測定数値（自動血球装置）
Hb （g／dL）		
Hct （%）		
RBC （10^6／μL）		

平均赤血球ヘモグロビン量（ mean corpuscular hemoglobin, MCH ）

$$MCH（pg）= \frac{Hb（g／dL）\times 10}{RBC（x10^6／\mu L）}$$

平均赤血球容積（ mean corpuscular volume, MCV ）

$$MCV（fL）= \frac{Ht（\%）\times 10}{RBC（x10^6／\mu L）} \quad （但し、fL = 10^{-15} L）$$

平均赤血球ヘモグロビン濃度（ mean corpuscular hemoglobin concentration, MCHC ）

$$MCHC（\%）= \frac{Hb（g／dL）\times 100}{Ht（\%）}$$

【結果】

マニュアル測定した値から得られた赤血球恒数を自動血球装置で得られた値と比較して、その差を求める。

	RBC	Hb	Hct	MCV	MCH	MCHC
計算値（マニュアル）						
自動血球装置の値						
差						

【考察】

　　得られた赤血球指数より貧血の有無、タイプを判定する。

参考資料 I

貧血

貧血には様々なタイプがある。基礎疾患としての貧血や、他の疾患が原因で引き起こされる貧血がある。貧血の治療のためにその貧血のタイプを判定することが必要である。貧血を分類するには、赤血球恒数を用いる方法や、その原因から分類する方法などがある。ここでは、最も簡便なMCVによる分類を示す。

大球性貧血	MCV＞100fl、 MCH＞32pg	悪性貧血、無胃性貧血、妊娠性巨赤芽球性貧血、胃癌の骨髄転移、小児巨赤芽球性貧血広節裂頭条虫貧血、肝硬変、老人性貧血など。
正球性正色素性貧血	MCV80〜100fl、 MCH 27〜32pg	再生不良性貧血、腎性貧血、血友病群、急性失血性貧血、溶血性貧血、血色素尿症など。
小球性低色素性貧血	MCV＜80fl、 MCH＜27pg	鉄欠乏性貧血、セラセミア回虫貧血、妊娠貧血、Bant症候群、慢性出血性貧血など。

総論

● 赤血球は120日の寿命→毎日120分の1は新しく骨髄から補給される。

　貧血の成因としては、1）赤血球産生減少　2）赤血球消失増大　3）前記の組み合わせ、または原因不明

● RBC（Red blood cell）, Hb（hemoglobin）が低値となる。

● 蒼白、心悸亢進、息切れ、頻脈、易疲労性、倦怠感など。

鉄欠乏性貧血

1）鉄欠乏性貧血 Iron deficiency anemia

慢性失血（生理、痔）、鉄の消耗増加（妊娠、出産）：Feは体内に吸収されるものとして一日1.0 mgは必要。生理のある場合更に0.5 mg/日必要。体内鉄総量は4000mg。

2）急性失血性貧血 Acute hemorrhagic anemia

消化管出血（消化管悪性腫瘍、胃潰瘍、十二指腸潰瘍、潰瘍性大腸炎など）、外傷。

3）鉄芽球性貧血

ヘム合成障害が起こり骨髄赤芽球に鉄顆粒を含むsideroblastが多数認められる。

巨赤芽球性貧血

Megaloblastic anemia：

ビタミンB_{12}あるいは葉酸の欠乏 → 核酸合成障害 → 巨赤芽球性造血 → 貧血。

1）悪性貧血：萎縮性胃炎 → 内因子欠乏 → Vit B_{12}欠乏

2）随伴性悪性貧血：胃摘出、広節裂頭条虫、胃腸疾患等

溶血性貧血

Hemolytic anemia：間接ビリルビン（IB）が上昇

1）遺伝性球形赤血球症 Hereditary spherocytosis：遺伝的に赤血球が球状で脾臓で破壊されやすい。

2）遺伝性非球形性溶血性貧血 Hereditary nonspherocytic hemolytic anemia：遺伝的に赤血球のさまざまな酵素が欠乏しており脾臓で破壊されやすい。

3）自己免疫性溶血性貧血 Autoimmune hemolytic anemia：赤血球に対する自己抗体により溶血が起こる。Coombs試験陽性。

4）その他：発作性夜間血色素尿症 Paroxysmal nocturnal hemoglobinuria、発作性寒冷血色素尿症 Paroxysmal cold hemoglobinuria

再生不良性貧血

Aplastic anemia：一般に赤血球、白血球、血小板３者が減少（汎血球減少症 pancytope-nia）。

1）原発性

自己反応性Ｔ細胞による血液幹細胞の破壊によるものが多いことが分かってきた。

2）続発性

中毒性（抗がん剤、抗甲状腺薬など）、放射線障害、その他感染症

●骨髄穿刺→有核細胞数が通常減少、巨核球数が減少

●治療：輸血；androgenなどタンパク同化ホルモン投与、シクロスポリンＡの投与、抗Ｔ細胞グロブリンの投与（リンフォグロブリン）；骨髄移植

実習内容：赤血球抵抗、赤血球の形態観察、網状赤血球の算出、観察、赤血球の鉄染色を
　　　　　行い観察を行う。同時に血液塗抹標本を作製してRomanowsky染色を行う
　　　　　（以後の実習に用いる）。

> 必要血液量：8mL（EDTA全血8mL）

A 赤血球抵抗測定　（一番最初に実施する）

実習内容：被検血液の赤血球抵抗をGiffin-Sanford法で測定する。

1）原理（Giffin-Sanford法）
　　　　　各種濃度の低張食塩液の中に血液を1滴ずつ加え、溶血開始濃度（最小抵抗、
　　　　　minimum resistance、溶血開始点）、完全溶血濃度（最大抵抗、maximum re-
　　　　　sistance、完全溶血点）を観察し、最小および最大抵抗を求める。
2）器具と薬品
　　　　　EDTA入り採血管（3本　2mL×3）、小試験管、注射器、ピペッター、0.5％食
　　　　　塩水、新鮮な蒸留水、白紙
3）測定方法
　　　　　① 小試験管12本に14−25の番号をつけておく。
　　　　　② 番号を10で割った量だけ0.5％食塩水を各試験管に入れておく。
　　　　　③ 25番以外の試験管には全量が2.5mLになるように、正確に新鮮な蒸留水を加
　　　　　　　えておく。
　　　　　　（例）22番は0.5％食塩水2.2mL＋蒸留水0.3mL（食塩濃度は0.44％）。
　　　　　④ 試験管の内容をよく混ぜ、20μLピペッターで各試験管に血液を1滴ずつ加
　　　　　　　える。
　　　　　⑤ 各試験管を倒してもう一度よく混ぜ、室温に2時間以上静置する。
　　　　　⑥ 25番から観察を始め、ヘモグロビンの色がつき始めた試験管の食塩水濃度が
　　　　　　　最小抵抗（％）であり、完全に溶血して底に赤血球が沈んでいない試験管
　　　　　　　の内、最初の試験管の食塩水濃度が最大抵抗（％）である。
　　　　　⑦ 両値の差を抵抗幅という。また各々の真の値はもう少し高い値（％）である
　　　　　　　が、習慣上、⑥で求めた値が採用される。

【結果】

試験管No.	14	15	16	17	18	19	20	21	22	23	24	25
濃度（％）	0.28	0.30	0.32	0.34	0.36	0.38	0.40	0.42	0.44	0.46	0.48	0.50
判定												

－：非溶血　＋：溶血

最大抵抗値	（％）
最小抵抗値	（％）

B 血液塗抹標本の作成

実習内容：末梢血塗抹標本を作成する。
　　　　　この標本は以後の実習に用いるので良い標本を6枚確実に作成する。
　　　　　最初は血液を塗布せずに引き方の練習を充分行う。

1）原理：載せガラス法
　　スライドガラス（載せガラス）の右端に血液を一滴載せ、引きガラスで一様に塗り広げる。引きガラスとして、別のスライドガラスの縁をガーゼできれいに磨いたもの（載せガラスの上でよく滑る様に）を使用する。

2）器具と薬品
　　スライドガラス（1.3mm）、薄手のスライドガラス（0.7 mm）、ドライヤー、被検血液（EDTA血）

3）作成法
　　① 血液の小滴を載せガラスの右端に採り、右手に持った引きガラスを図のように血液に触れ させて、左右にほぼ均等に拡散させる。

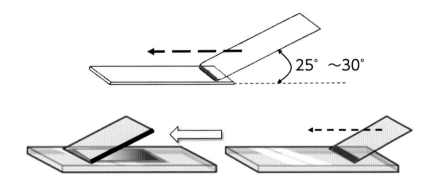

　　② 引きガラスの幅一杯に血液が広がってから、引きガラスの上端を手のひらに固定し、25～30度傾けて載せガラスの左の端（1cm位手前）まで軽く滑らせる。この時速度が遅いと薄くなり、速いと厚くなる、角度によっても違うので薄い標本が作成できるように練習する（良い標本例については次図参照）。

31

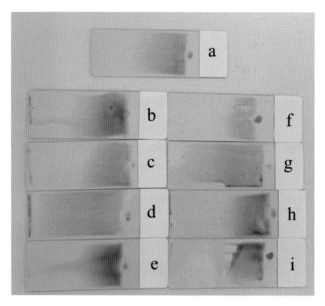

a：良い標本　b～i：不適当な標本

③塗抹が終わったら、ドライヤー（冷風）で速やかに乾燥させる。

各自、上図 a のような塗抹標本を必ず6枚作製する。プレパラート保存ケースに名前を明記して保存する。これを以後の実習に使用する。

C 血液塗抹標本の普通染色

実習内容：作製した血液塗抹標本にメイ・ギムザ染色を施す。

1）原理

現在使われている染色はRomanowsky染色と総称され、メチレンブルー、メチレンアズールなどの塩基性色素とエオジンなどの酸性色素を基調とする染色を使う方法である。細胞の主たる成分である蛋白質は両性電解質で、弱酸性基と弱塩基性基を持っている。両性電解質は酸性の溶媒では塩基性基のイオンが増し、酸性色素と結合する。反対に塩基性の溶媒では酸性基のイオンが増し、塩基性色素と結合する。酸性色素と塩基性色素の混合液であるRomannowsky染色では、染色のpHより酸性側に等電点をもつ核蛋白質、好塩基性顆粒、アズール粒は塩基性色素であるメチレンブルーで染まり、塩基性側に等電点のある赤血球、好酸球顆粒の細胞質は酸性色素のエオジンで染まる。単染色としてWritht染色、二つ以上の染色液を重ねる重染色としてWrite-Giemsa染色、May-Giemsa染色が現在最も広く行われている。他にGiemsa単染色、May-Grunwald染色がある。実習ではその中のMay-Giemsa二重染色について、（B）の塗抹標本を用いて練習する。

２）器具と薬品

　　染色台、メスピペット、メイグリンワルド染色液、ギムザ染色液、Hadenのリン酸緩

　　衝液（6.63 g K H $_2$ P O $_4$＋2.56 g N a $_2$ H P O $_4$／1000 mL蒸留水）

３）染色液作成法

　　メイグリンワルド染色液：　固定染色ではそのまま使用し、染色ではリン酸緩衝液で

　　　　　　　　　　　　　　　２倍希釈して用いる。

　　ギムザ染色液：蒸留水で10倍希釈したリン酸緩衝液200mLに対して20mLの割合で

　　　　　　　　　Giemsa液を混合（10：1）した希釈液を用いる。

　　　　　　　　　実習では上記染色液は調整済みのものを使用する。

４）染色法操作

　　以下の操作はドーゼを用いて行うと効率が良い。

　　① 固定染色：（B）で作成した各班員の血液塗抹標本6枚のうち1枚をスライド標本カ

　　　　　　　　ゴに入れて、メイグリンワルド染色液のドーゼ中に浸して2〜3分間固

　　　　　　　　定する。

　　② 染色Ⅰ　：固定の終わった標本カゴを取り出し、リン酸緩衝液で2倍希釈したメイ

　　　　　　　　グリンワルド染色液のバットで1 〜 2分染色する。

　　③ 染色Ⅱ　：調整済みGiemsa染色液のドーゼで10 〜 15分間染色する。途中、標本カ

　　　　　　　　ゴを持ち上げて染色むらが出来ないようにする。

　　④水洗・乾燥：染色が終わったら、水道水で15 〜 30秒間洗い流し（血液が塗抹されて

　　　　　　　　いない所に水道水を流す）、水を切り、速やかに乾燥させる。

染色ドーゼによる方法

①固定・染色	②染色Ⅰ	③染色Ⅱ	④水洗・乾燥	⑤保存
メイグリンワルド染色液のドーゼで固定する。	メイグリンワルド液とリン酸緩衝液(pH6.4)の等量混合液に浸し染色。	ギムザ希釈液のドーゼに浸し染色。	水洗後、冷風ドライヤーにて乾燥。	次回の鏡検まで保存
2〜3分	1〜2分	10〜15分	水洗は15〜30秒	

【結果】

上手く染色できた標本スライドの塗抹標本面は薄い桃色をしている。検鏡は次回行うの

で、スライド標本ケースに保存しておく。

参考資料Ⅱ

血液像の見かた（赤血球、白血球、血小板 共通）

【全体を見る】

1）肉眼で、染め上がった状態を見る。通常よく染まっている標本は全体が橙赤色（サーモンピンク）に見える。暗青色に見えるときは、①標本が古い、②緩衝液のｐＨが塩基性に近い、③有核細胞が多い、④高免疫グロブリンの影響がある、などが考えられる。特に有核細胞が非常に多いときは、肉眼で染色しない標本の塗抹面がザラザラしているように見える。

2）顕微鏡下で見る。その際、次の点に注意する。

（1）全体を弱拡大（10×10倍または10×20倍）で鏡検する。赤血球、白血球（核）がよく染色されているかを確かめる（血小板は非常に小さいので見慣れないと見にくい）。

（2）赤血球、白血球形態、数に変化がないかを見る。

（3）異常な細胞が混じっていないかなどに注意し、全体を動かしながら鏡検する。

（4）鏡検しやすい部分を確かめ（引き始め、引き終わり、血液像の端は避け、引き終わりに 近い均一な場所）、標本に鏡検用油を１滴落とし、対物レンズを油浸に替え、強拡大で検鏡する。

（5）顕微鏡の光源は弱拡大では弱く、強拡大ではやや強くする。

（6）集光器は強拡大では対物面に下から近づけて視野を明るく保つ。
注）対物レンズには乾燥用（油を用いない）の20倍、40倍レンズ、油浸100倍が装着してある。100倍以外は、多少細胞が小さく見えるので全体的な他の細胞との比較を行う。次におおよその見当が付いたならば油浸レンズ100倍を用いて細胞の鑑別をする。

【血液像の見かたの基本】

各細胞については共通な事がらがある。それは核、細胞質、顆粒などを表わす言葉である。

1）**核**：糸状の染色質（クロマチン）が絡み合って網目状構造になっている。これが染色された状態を核網工（クロマチン網工）という。核網工―網状、顆粒状、無構造と表現する。網状配列―網目の緻密、疎粗のものがある。顆粒状配列―粗大、繊細と区別する。一般に 未熟な細胞は繊細網状、繊細顆粒状で、成熟細胞は粗大、疎粗な外観を呈している。

2）**細胞質**：基質、顆粒および細胞小器官から成っている。Golgi体が発達していると、その部分は明るく見え核周明庭と呼ばれる。超生体染色をすると糸粒体が見える。

3）**顆粒**：アズール顆粒、好塩基性、好酸性、好中性の顆粒がある。顆粒の色調、大きさ、数などは細胞の種類によって異なる。

細胞観察における注意点

<u>細胞の大きさ</u>:正常成熟赤血球(7~8um)を基準にして観察する。
<u>全体の大きさ</u>:骨髄巨核球を除いた各系統の細胞は未熟細胞が一般的に大きく、成熟に従い小型化する。巨核球は逆である。
　<u>核の大きさ</u>:核の大きさも未熟なほど大きく、徐々に小型化する。巨核球は例外である。
<u>N/C 比 (核と細胞質の比)</u>:未熟細胞ほど N/C 比は大きく、成熟に従い小さくなる。

核の性状
　<u>核形</u>:未熟細胞は円~類円形単核であり、成熟に伴い各系統特有の核形を示す。
<u>核小体</u>:未熟細胞に認められる。
<u>核クロマチン網工</u>:一般に未熟細胞ほど繊細網状、粒状配列など網工状態が鮮明であるが、成熟に従い不鮮明となり、濃染する。核系統の細胞により網工状態は若干異なる。

細胞質
　<u>染色性</u>:未成熟細胞ほど塩基性が強く、成熟に従い各細胞固有の色調に徐々に変化する。特に赤芽球では著明であり、色調により成熟課程を分類する。
　<u>顆粒</u>:特に顆粒球系細胞の特徴を性格づけるもので、未熟細胞ほどアズール好染、成熟に伴って好中性、好塩基性、好酸性と徐々に特異顆粒が増加する。
顆粒の有無
　未熟細胞にはほとんど認められない。成熟に伴って出現・増加する。細胞の種類により大きさや染色性が異なり細胞鑑別に役立つ。

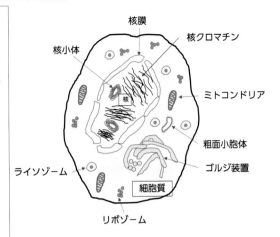

細胞観察の手順
1)N/C比が大きいか小さいか判定する。2）核クロマチンの性状を判断する（なめらかかゴツゴツしているか）。3）細胞質の顆粒の有無で判定する。4）細胞質の染色性を判断する（塩基性かどうか）。

【各細胞の形態変化】

　　　形態観察においては①赤血球の大きさ、②形の変化、③染色性、④内容物の有無、⑤赤血球、白血球の形態変化を検する。

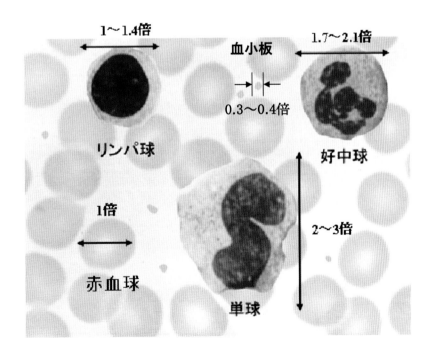

1．赤血球

1）**大きさ**：赤血球の大きさは直径7〜8μmであるが、正常な人でも多少の大小不同があり、6〜9.5μmぐらいまである。6μm以下であれば小赤血球、9.5μm以上であれば大赤血球という。そのほか分裂赤血球は小さく3μmぐらいであるが、その形態変化は大きい。正常な赤血球の大きさは他の血球の大きさの指標になるので、ぜひ見慣れるようにする。血球の大きさは恒数値を参考にしながら観察を行うとよい。

2）**形**　：形の変化した主なものに球状赤血球、楕円赤血球、鎌形赤血球、口唇赤血球、標的赤血球、菲薄赤血球、環状赤血球、奇形赤血球などがある。奇形赤血球には涙状、有色、有棘、いが状赤血球など多くの名称で呼ばれる形態が見られる。そのほか半月体などがある。

3）**染色性**：染色性の変化には多染性がある。その色調にも濃淡が見られる。多染性の赤血球は骨髄中にある赤芽球が脱核した直後のもので、通常の赤血球よりやや大きい幼若赤血球と見なされている。

4）**内容物**：赤血球の内容物には塩基性斑点、Pappenheimer小体がある。前者は鉄染色には染まらないが、後者は染まる。その他 Howell-Jolly小体（核の残存物）などあり、脾臓摘出後に見られる。またマラリア原虫の種々の内容物もある。

5）**その他**：赤血球自体の異常ではなく、人工的なものとして血液像を引くのに時間がかかったり、高免疫グロブリン、寒冷凝集、自己抗体によって赤血球の連銭形成などが見られる。

2．白血球

末梢血液中には好中球（桿状核、分葉核）、好酸球、好塩基球、リンパ球、単球の5種類の細胞がある。これらの細胞の見かたは、おのおのの数の変化と幼若形もしくは移行形を見ることである。それには ①細胞の大きさ、②細胞質の色調と幅、③核の形と分葉の度合い、④核小体の有無、⑤顆粒の有無とその色調と大きさ、⑥封入体：空胞の有無などを観察する。

3．血小板

血小板は2〜4μmの大きさで円形のもの、突起を出しているものなどがある。細胞質は無色または淡青色で、微細なアズール顆粒が中央部に多く集まっている。採血時の血小板は凝集しやすく、一つ一つやや小さく、2〜3から十数個凝集して見える。抗凝血剤加血液像ではその凝集は見られない。前者で血小板凝集がなければ機能異常が考えられる。後者では数は数えやすいが機能を見ることはできない。各細胞にはそれなりの顔がある。基本的な事がらを正しく行い、各細胞をスケッチしてその特徴をつかむ。

血液細胞形態の観察

・種々の血液疾患の診断や予後判定には血液細胞形態を観察して血液細胞の種類や正常な形態であるか異常な形態であるかを判定することが必須となる。

・血液細胞の大きさは、20μm前後で、肉眼で見ることはできないので顕微鏡で拡大する必要がある。顕微鏡には可視光線を使う光学顕微鏡と、電子線を使う電子顕微鏡がある。光学顕微鏡の解像力はおよそ0.1μm、電子顕微鏡で0.2nmである。しかしながら、実際の血液細胞を観察するためには、スライドガラスに血液を薄く塗抹した標本を作製して、コントラストをつけるために染色をしなければならない。コントラストをつけるために、光学顕微鏡では色素を使い、電子顕微鏡では重金属塩を使う。

・光学顕微鏡でよく使われる染色法はロマノフスキー染色で、細胞質がピンク色、核が青紫色に染まる。しかしながら血液細胞全てを識別、同定することは非常に困難であることから、細胞化学的な手法を用いて細胞に含まれる種々の物質を染め分け、細胞の同定を行う特殊染色法が利用されている。

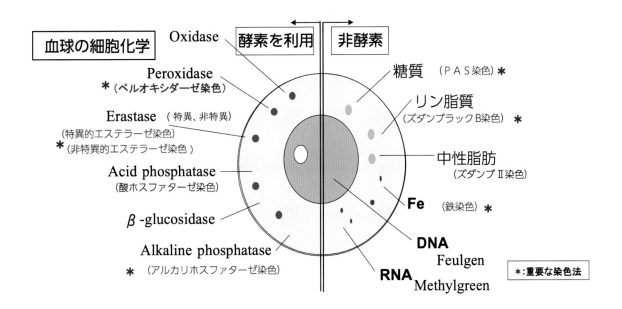

血液細胞染色のターゲット

［Ⅳ］ 赤血球に関する実習 ③

A 赤血球の観察

実習内容：メイギムザ染色した標本を用いて赤血球形態の観察を行う。

必要血液量：2mL（EDTA血2mL）

【検鏡上の注意と塗沫標本の観察】

1）標本の裏表を確かめ、標本の引き終わりを右にしてステージに置く。
2）顕微鏡に接眼ミクロメータを挿入して、対物ミクロメータを用いて接眼ミクロメータの一メモリが何マイクロに相当するかセットする（実習では接眼のみ）。
3）まず弱拡大（×10）で観察し、引き始め（下図 a）や引き終わり（下図 c）を避け、引き終わりに近い部分（下図 b）を選び対物レンズを40倍にする。次に油浸オイルを付けて100倍にする。

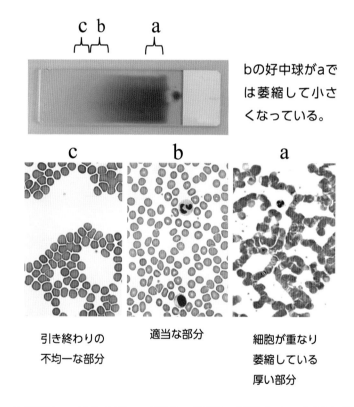

bの好中球がaでは萎縮して小さくなっている。

c	b	a
引き終わりの不均一な部分	適当な部分	細胞が重なり萎縮している厚い部分

4）青色フィルターを使用し、絞りは開いて明るい照明に調節する。上図を参考に赤血球の形態異常の有無を調べ、スケッチする。
5）6μm−9.5μmの間を0.5μmずつ区切り、6μm以下と9.5μm以上の9つに分けてグラフ（赤血球分布曲線Price Jones曲線）を作成し、赤血球の直径平均値を求める。数える赤血球は、500個とする。

【結果】
赤血球形態をスケッチする。形態的特徴を観察する。

大きさ	色調	形	顆粒の有無	その他

【赤芽球、連銭形成について】
赤芽球（有核）は正常血液では認められないので、実習で見せるスライド及びテキストの
カラー図版を見て確認しておく。又、炎症等で認められる連銭形成について、正常なヒト
の標本の引き始め（乾燥が遅い部分）で認められることがあるので、確認しておく。

B Price-Johns曲線作製

接眼ミクロメータの目盛り

接眼レンズの倍率	対物レンズの倍率	接眼ミクロメータ　1メモリの大きさ
10	40	2.5 μ m
10	100	1.0 μ m

直径 （μm）	6>	6～ 6.5	6.5～ 7.0	7.0～ 7.5	7.5～ 8.0	8.0～ 8.5	8.5～ 9.0	9.0～ 9.5	9.5<
カウント									
（カウント÷ 500）×100									

結果をもとにグラフ（Price Jones曲線）を描く。

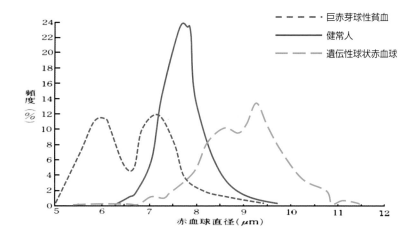

Price Jones 曲線

様々な赤血球形態

赤血球形態	形態像	出現する疾患	赤血球形態	形態像	出現する疾患
正常赤血球			涙滴赤血球		骨髄線維症でしばしば出現するが，サラセミア，癌の骨髄転移
球状赤血球		遺伝性球状赤血球症，自己免疫性溶血性貧血	破砕赤血球		細小血管障害性溶血性貧血(溶血性尿毒症候群(HUS)，血栓性血小板減少性紫斑病(TTP))、DIC
楕円赤血球		遺伝性楕円赤血球症，鉄欠乏性貧血，巨赤芽球性貧血	ハインツ小体を認める赤血球		摘脾後や溶血性貧血の一部(不安定ヘモグロビン症，G6PD欠乏症)
口唇状赤血球		遺伝性溶血性貧血	好塩基性斑点を認める赤血球		鉛中毒，悪性貧血，サラセミア症，不安定ヘモグロビン症，MDS
菲薄赤血球		鉄欠乏性貧血や鉄芽球性貧血，閉塞性黄疸	ハウエルジョリー小体を認める赤血球		摘脾後，悪性貧血，MDS，サラセミア症

赤血球形態	形態像	出現する疾患	赤血球形態	形態像	出現する疾患
標的赤血球		サラセミア，鉄欠乏性貧血，閉塞性黄疸，異常ヘモグロビン症，LCAT欠乏症，摘脾後	カボット環を認める赤血球		摘脾後，悪性貧血をはじめ各種の重症貧血例
鎌状赤血球		ヘモグロビンS	大小不同の赤血球		種々の貧血
網状赤血球		有効造血で赤血球の減少があるときに割合が高くなる	低色素性赤血球		鉄欠乏性貧血やサラセミア症

C 網状赤血球の算定

実習内容：末梢血中の網状赤血球の観察と網状赤血球数を算定する。

1. 原理

ニューメチレンブルー（new methylene blue）、またはブリリアントクレシル青
（ brilliant cresyl blue）などの染色液によって、RNAを含むミクロソームが緑青
色に染まる網状顆粒質として細胞質内に染め出される。

2. 器具と薬品

ヘマトクリット用毛細管（プレイン）、スライドガラス、引きガラス、
ニューメチレンブルー、ヒト全血（EDTA抗凝固）

3. 測定方法

① 全血をヘマトクリット用毛細管の約1/3まで採る。キムワイプ等で毛細管の外側の
血液を拭き取る。

② ニューメチレンブルー染色液を2/3まで採って混和する。室温で15〜20分間放置す
る。

③ 再度混和してその一滴（最初の一滴は廃棄する）をスライドガラス上に採り、血
液塗抹標本を作成する。

④ 網状赤血球を含めて赤血球1000個を数えるあいだに、網状赤血球がいくつあった
かを記録して％表示する。ニューメチレンブルーでHeinz小体、Jolly小体が染色さ
れる。網状赤血球のスケッチを行う（100倍 油浸）。

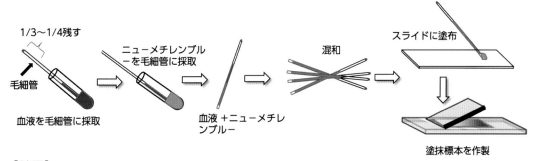

【結果】

	網状赤血球数
測定者1	
測定者2	
測定者3	
平均	
（カウント÷1000）×100	

HEllMEYER の網状赤血球分類

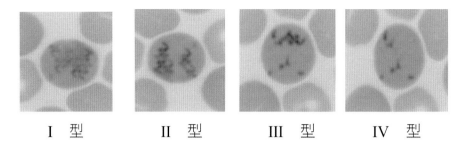

Ⅰ　型　　　　Ⅱ　型　　　　Ⅲ　型　　　　Ⅳ　型

D 鉄染色

実習内容：骨髄液塗抹標本を用いて赤芽球の鉄染色を行い成熟赤芽球の20％以上が鉄赤芽球であることを確認する。

【原理】

フェロシアン化カリウムは三価の鉄イオンと特異的に結合し、不溶性のベルリン青を生成する。

$$K_4〔Fe（CN）_6〕＋Fe^{3+}　→　Fe〔Fe（CN）_3〕_3$$
フェロシアン化カリウム　　　　　　　　ベルリン青

ヘモグロビン鉄はイオン化していないので染色されず、ミトコンドリア内外に存在する非ヘモグロビン鉄ミセルが染色される。

【材料、試薬】

（1）ホルマリン（2）2％フェロシアン化カリウム（3）2％塩酸（4）塩基性フクシン液（原液：10mLの純エタノールに塩基性フクシン1gを溶かし、これに5％石炭酸水90mLを加える）使用液：原液6mLを蒸留水100mLに 加え、臨用濾過して使用する（5）骨髄穿刺液塗抹標本（6）鉄染色試薬キット

【方法】

① 固定：ホルマリンを十分にしみ込ませた脱脂綿を底に敷いた染色バットの中に標本を入れ、フタをして30〜60分間おく。

② 空中に放置して余分のホルマリンを飛ばす。

③ 染色：2％のフェロシアン化カリウム液と2％塩酸を直前に等量混和し、濾過した後、標本に満載して室温ないし37℃孵卵器中で1〜2時間染色。

④ 水洗：流水で十分に水洗（10分間以上）。この水洗が最も大事な点で、水洗が不十分だと標本に残っている染色液と後染色液とが反応し、標本面に褐色の微細ないし粗大な結晶が表面に析出して鏡検を著しく困難にする。

⑤ 後染色：塩基性フクシン液で30〜60秒後染色する。メタノールを数秒かけて余分な色素を除く。

⑥ 水洗、乾燥、鏡検。

⑦ 赤芽球100個を観察してFe染色陽性の赤芽球数を求める。

染色方法（Mc. Fadzeanの方法）

①固定	②脱ホルマリン	③染色	④水洗	⑤核染	⑥脱色・水洗	⑦乾燥
ホルマリン蒸気固定。	冷風ドライヤーでホルマリンを充分除去する。	2%黄血塩と2%塩酸を1:1の割合で混合した液で染色。	流水で水洗する。ドーゼを用いる。	1%サフラニン0で核染する。	流水水洗した後、メタノールで軽く脱色。ドーゼを用いる。	
30〜60分	30分以上	室温60〜120分	10分以上	1〜2分	数秒	

【判定】

鉄芽球の陽性率を算出する場合、どの成熟段階の赤芽球を対象とするかで二つの考え方がある。一つはヘモグロビン合成を行っている赤芽球に対する陽性率、他の一つはすべての赤芽球に対する陽性率である。当然結果が異なるので、いずれによったかを報告欄に記載しておく必要がある。実習では全ての赤芽球に対する陽性率を用いる。

【結果】

	Fe陰性	Fe陽性
100個の赤芽球		

鉄芽球（%） ＝ ＿＿＿＿＿％

参考資料　Ⅳ

鉄染色

　多染性赤芽球および正染性赤芽球は、正円形の核、クロマチンの特徴、胞体の色調などから他の細胞と鑑別することは容易だが、塩基性赤芽球は難しい。この場合には、別に染めたWright染色から、骨髄有核細胞に対する赤芽球の百分率を出しておき、以下の式により算出する。

$$鉄芽球（\%）= \frac{骨髄有核細胞に対する鉄芽球の\%}{骨髄有核細胞に対する赤芽球の\%} \times 100$$

【鉄芽球の分類】

鉄芽球は、鉄顆粒の有無、多少といった量的変化としてとらえられることが多かった。つまり、正常値に対して陽性率が高いか低いかというとらえかたである。現在では鉄顆粒の大きさ、数、分布状態が異常な鉄芽球の存在が明らかとなり、単に陽性率のみでなく、認められる鉄芽球が質的に正常か異常かが併せて問題にされるようになった。鉄顆粒の数により鉄芽球を０ないしⅢ型に分け、Ⅰ型では1〜2個、Ⅱ型では3ないし5個、Ⅲ型は6個以上とする分類や、鉄芽球を3つの型（Ⅰ型は正常骨髄に見られるもので顆粒は微細で数が少ない。Ⅱ型は正常に比べて顆粒はより大きく数も多く、Ⅰ，Ⅱ型とも顆粒は細胞質に散在している。Ⅲ型は粗大顆粒が多数細胞質に敵在するか、核周に環状に配列する）に分類する方法が用いられる。

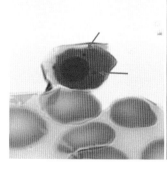 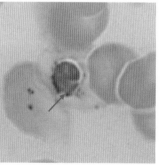 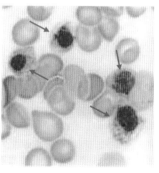

　　　赤芽球(+)　　　　　　　赤芽球(環状鉄芽球)　　　　　赤芽球(環状鉄芽球)

・赤芽球細胞質中に青く染め出された鉄顆粒が認められる。

・鉄顆粒が核周囲を環状に取り囲む環状鉄芽球は病的である。

・図は骨髄異形性症候群(MDS)症例である。

【Ⅴ】 白血球に関する実習 ①

実習内容：目視による白血球数算定、普通染色による白血球分類と検鏡スケッチの実施をとおして各白血球細胞の形態学的特徴を把握する。

必要血液量：2mL（EDTA血2mL）

A 白血球数の目視
実習内容：被検血液の白血球数を目視する。

【原理】 （視算法）
メランジュールで血液（EDTA血）を一定の割合に希釈し希釈液中の酢酸で赤血球を壊して、色素で白血球を染めて数えやすくする。血球計算室の一定容積（0.1 mm^3）中の白血球数を顕微鏡下で数える。
* 赤血球目視で述べたように現在は、主に感染防御の配慮からメランジュールでの血液の希釈調整は実施されなくなっている。ピペッターにより希釈調整が実施される。

【器具と薬品】
白血球用メランジュール、Burker‑Turk 式血球計算板、カバーガラス、チュルク（氷酢酸3.0 mL＋1％ゲンチアナ紫水溶液 2.0～3.0 mL／300mL蒸留水）、数取り器、EDTA血液

【測定方法】
メランジュールを用いる場合
① 白血球用メランジュールに血液を吸い、正確に目盛り1に合わせる。
② メランジュールの外側についた血液はぬぐいさる。泡が入らぬようにTurk液を吸いたし、正確に目盛り11に合わせる。
③ 直ちにメランジュールをよく振り、初めの3～4滴を捨てた後、希釈検体を計算板に入れる。

ピペッターを用いる場合
① マイクロチューブ等にピペッターで血液20μLを採る。
② ピペッターで希釈液を180μL採って、上記マイクロチューブに分注し泡立てないように充分混和する。
③ 希釈検体を計算板に入れる。
④ 白血球が計算板の底に沈むまで2～3分待ち、計算板の目盛りの四隅にある大区画1mm^2）内の白血球数を数え、平均値を100倍して血液1μL中の白血球数を求める。

メランジュールによる操作

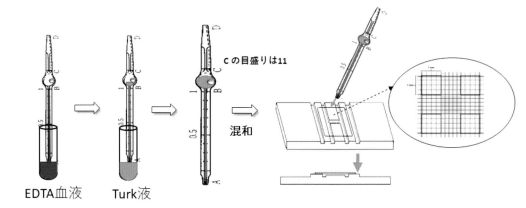

EDTA血液　　　Turk液

ピペッターによる操作

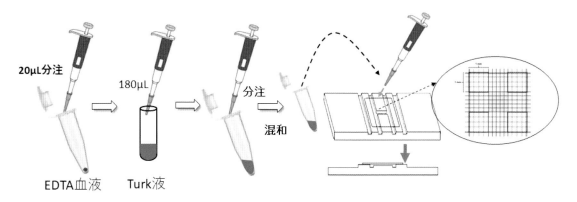

EDTA血液　　　Turk液

計算方法：白血球の場合算定方法は以下のようになる。

血液は10倍希釈されている。大区画は、縦横1.0mmで、深さが0.1mmであるので1大区画の容積は、$1.0 \times 1.0 \times 0.1 = 0.1\,\mathrm{mm}^3$ となり、これを4つカウントして、その平均を取ったのでこれを 1μL に換算すると $1 \div 0.1 = 10$ となる。従って、大区画4つの平均に100（血液希釈倍数と 1μL への換算数：10×10）を掛けた値が血液 1μL の白血球の数になる。

【結果】

マニュアル測定した値から得られた白血球数を自動血球装置で得られた値と比較して、その差を求める。

カウント数	大区画1	大区画2	大区画3	大区画4	平均値
1					
2					
3					
平均					
標準偏差					
CV					

白血球数： 平均 × 100 ＝　　　　　／μL

	WBC
計算値（マニュアル）	
自動血球装置の値	
差	

B 白血球の観察と分類（普通染色）

実習内容：塗沫標本（既に作成）を用いて、白血球の観察と分類を行う。正常ヒト末梢血液中には好中球、好酸球、好塩基球、単球、リンパ球、形質細胞などが主に認められる。まず最初にこの各細胞をスケッチする。次に各細胞の百分率を求めて白血球分類を行う。

末梢血白血球細胞のスケッチ

末梢血に認められる細胞を各自標本より見つけてスケッチする。各々に典型的な細胞像を示すので40倍でおおよその輪郭、特徴をとらえ、油浸100倍で細かく観察する。色鉛筆を用いて下記ポイントに留意してスケッチする。 漫画にならないように、各細胞の特徴を写実的にとらえる。

ポイント：細胞の大きさ（赤血球などとの相対比較）、細胞質の色、質感、顆粒の有無、核の大きさ（細胞質に対する）、形、質感、色

【健常人末梢血に見られる血液細胞（メイーギムザ染色）】

分節好中球	桿状核球	好酸球系細胞
好塩基球系細胞	単球系細胞	リンパ球系細胞

白血球分類

手順

1）前回作成してメイギムザ染色を行った各自標本を用いる。

2）百分率は下表の分類表を参考に白血球100個あたりの各々の数を数え、%を表示する。
＊好酸球、単球については白血球を200・300個数え、好塩基球については1000個数えて、同様に百分率を求めて正確度を向上させる方法も用いられる。但し、塗抹標本の辺縁部には顆粒系細胞が多く集まっているので適当ではない。赤血球が一層に均一に分布している部位を選択する。

3）先ほどスケッチした各細胞の特徴を思い出して、検鏡しながら下記分類表の細胞数控え欄に画線法（正の字）等のチェックを入れ、100個数えたら各細胞を百分率で表現する。尚、正常値は下記表を参考にする。

【結果】

末梢血塗抹標本 白血球分類表			
氏名			
白血球数：	赤血球数：	血小板数：	
Hb：	Hct：		
	カウント控え	カウント数	百分率（カウント数／トータルカウント数）
Blast　（骨髄芽球）			
Pro　（前骨髄球）			
Myelo　（骨髄球）			
Meta　（後骨髄球）			
Stab　（杆状核球）			
Seg　（分節核球）			
Eos　（好酸球）			
Baso　（好塩基球）			
Mono　（単球）			
Lym　（リンパ球）			
Other			
赤血球所見			

参考資料　V

血液細胞の分化

成人健常者の白血球分類百分率（日野ら,1987年）

	好中球	好酸球	好塩基球	単球	リンパ球	形質細胞
平均値	53.5%	2.85%	0.73%	5.6%	37.3%	0.13%
標準偏差	9.2			2.4	8.9	
最低値	30.5	0	0	1.0	15.5	0
最高値	74.0	10.0	3.0	11.5	58.5	1.5

血液細胞の分化

好中球の核変移

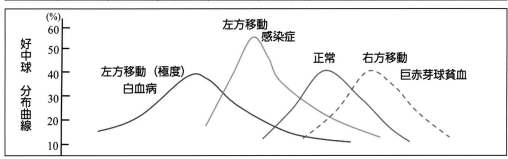

細胞型	未熟好中球					成熟好中球				
	骨髄芽球	前骨髄球	骨髄球	後骨髄球	桿状核球	分節核球				
							2分節	3分節	4分節	多分節
Arneth分類	I									
		M	W	T	II	III	IV	V		
Schilling分類			M	Met	St	S				

実習内容：血液細胞の生化学的特徴を利用した特殊染色の内容とそのFAB分類における有用性について理解する。

A ペルオキシダーゼ染色

実習内容：メイギムザなどの普通染色による形態学的な細胞同定には限界がある。種々細胞の生化学的特徴を用いて細胞の同定並びに成熟度を判定する手法の一つが特殊染色法である。実習では臨床でFAB分類に用いられる方法を行い、その原理、手技を理解する。

ペルオキシダーゼ染色

実習内容：先に作成した未染色の末梢血塗抹標本を用いてペルオキシダーゼ染色を行い陽性細胞と陰性細胞を検鏡、スケッチする。骨髄球系、単球系細胞が陽性に染色されリンパ系細胞は染色されず骨髄系とリンパ系の白血病識別（FAB分類）に欠くことのできない染色法であることを理解する。

ペルオキシダーゼ（POD）染色の背景

　　血液細胞でのPOD染色は、Fischel（1910年）がベンチジンと過酸化水素を用いて白血球をPOD陽性群と陰性群に分類したことに始まり、以後、種々の基質が用いられてきた。特に1972年以後、ベンチジンの製造・販売が禁止されてからは多くの基質が見いだされ、骨髄系細胞とリンパ系細胞の鑑別、特に急性白血病の病型分類であるFAB分類には欠くことのできない特殊染色の一つであった。ベンチジンの使用が禁止されたことを受けて1984年に、国際血液標準化委員会（ICSH）で標準法が設定された。①アミノベンチジン（DAB）、②1'アミノ−9−エチノレカルバゾール（3AC）、③塩酸ベンチジン（BDH）の3法がベンチジンに変わる方法として提唱されている。わが国ではフルオレン誘導体を用いる方法が多用されているので、実習ではフルオレン誘導体を用いる方法を行う。

【材料、試薬】

　　（1）固定液：10％ 硫酸銅液 （2）基質液：2,7-ジアミノフルオレン・トリス-塩酸緩衝液 （3）1％サフラニンO液 （4）3％過酸化水素水 （5）反応液：20％硫酸アルミ液 （6）ペルオキシダーゼ染色試薬キット

　　　　　＊　キットを用いる場合は、試薬の調整は必要ありません。

染色枚数：　　　　枚（班員の数）

【染色方法】
（１）　染色用シャーレ内で標本塗抹面に固定液をかけて直ちに捨てる。
（２）　水洗 1〜2分間
（３）　基質液2mLとサフラニンO液 4mLを混合する。3％過酸化水素水を1滴を加え、使用直前さらに20％硫酸アルミ液 2滴を加えよく混合したもので染色する。
（４）　流水・水洗、乾燥、鏡検。

染色方法

①固定	②水洗	③染色	④水洗	⑤乾燥	⑥鏡検
塗抹面に固定液をかけ直ちに捨てる。		基質液2mLとサフラニンO液 4mLを混合する。3% H_2O_2 1滴を加え、使用直前さらに反応液（20％硫酸アルミ）2滴を加えよく混合したもので染色する。反応液は室温にもどして使用する。	流水・水洗		
	1〜2秒	5〜15分			

【結果及び考察】
　　スケッチ：ペルオキシダーゼ陽性細胞にはどのような細胞が見られたか。
　　スケッチ：ペルオキシダーゼ陰性細胞にはどのような細胞があったか。

血液細胞	顆粒球系	リンパ球系	単球系	赤血球系
所見&スケッチ				

B　PAS染色

実習内容：先に作成した未染色の末梢血塗抹標本を用いてＰＡＳ染色とアミラーゼ消化試験を行い陽性細胞と陰性細胞を検鏡、スケッチする。アミラーゼ消化試験をとうしてＰＡＳ（Periodic acid Shiff）反応陽性細胞の血球に証明される多糖類のほとんどはグリコーゲンで、臨床的には主として急性白血病の病型診断と赤白血病の補助診断として用いられることを理解する。

【原理】

　　ＰＡＳ反応は血球内の多糖類に含まれるグリコール基が、過ヨウ素酸により酸化されてアルデヒド基を生じる酸化反応と、アルデヒド基がSchiff試薬と反応して紅色のキノイド化合物を生じるschiff反応の二つからなる呈色反応である。ＰＡＳ反応陽性物質には次のものがある。

　　　　（１）単純多糖類：グリコゲン、ガラクトゲンセルロース、デキストラン
　　　　（２）中性粘液多糖類：キチン
　　　　（３）酸性粘液多糖類：ヘパリン
　　　　（４）その他：甲状腺コロイド、脳下垂体の好塩基性細胞内顆粒、ある種の蛋白

血球内のＰＡＳ陽性物質がグリコゲンか他の多糖類かの確認は、後述の唾液（アミラーゼ）消化試験を実施する必要がある。アミラーゼはグリコゲンを特異的に加水分解し、消化試験後のＰＡＳ反応はグリコゲンであれば陰性となる。

【試薬】

① 　固定液：10％ホルマリン・メタノール液：ホルマリン１容と純メタノール９容の混液
　　　　　　　ホルマリン・アセトン・氷酢酸：ホルマリン６容とアセトン３容と氷酢酸１容の混液
② 　酸化：1％過ヨウ素酸（特級）1gを蒸留水に溶解させて100mLとする。遮光室温保存で１か月は使用可能である。
③ 　Schiff（シッフ）試薬：塩基性フクシン1gを200mLの沸騰蒸留水に突沸させないように少量ずつ加え、撹拌煮沸して完全溶解させる。
④ 　亜硫酸水：亜硫酸水素ナトリウム2.5gを蒸留水25mLに溶解させ、1N HCL 25mLを加え、蒸留水を加えて500mLとする。
⑤ 　後染色：ヘマトキシリン液
⑥ 　唾液（アミラーゼ）消化試験用唾液（自家調整）：実習の開始前から用意する。
　　　　試験管に唾液４mLを採取してpH 7.0リン酸緩衝液1mLを加えて混和。

　　　注意：唾液採取時、試験管エッジで口腔内粘膜をこすらないようにする。

*キット（PAS染色試薬キット）を用いるので唾液以外の試薬①〜⑤の調整は必要ありません。

染色手順

① 　作成済みの塗抹標本を　　　枚用意する。　消化（-）　　　枚　　消化（＋）　　　枚
② 　室温で固定：固定液で10分間
③ 　流水で15分間水洗する。　アミラーゼ消化試験用標本は水洗の後に唾液を標本に載せて37℃で30分間反応させ、その後流水水洗を5分行う。
④ 　１％過ヨウ素酸液で５分間酸化処理

⑤　流水で5分間、2回洗浄

⑥　Schiff試薬に30分間浸漬（室温〜37℃）

⑦　亜硫酸水に5分間、2回浸漬

⑧　流水、5分間水洗

⑨　ヘマトキシリン液で10〜20分間後染色

⑩　水洗、色出し、乾燥

⑪　両標本を比較しながら検鏡、スケッチする。

染色方法

①固定	②水洗		③酸化	④水洗	⑤反応	⑥亜硫酸処理	⑦水洗	⑧核染	⑨色出し	⑩乾燥
固定液10%ホルマリメタノールで固定。	充分流水水洗する。	消化試験	1%過ヨード酸で酸化処理する。長すぎないよう注意する。	蒸留水で5分間づつ2回水洗する。	シッフ試薬を標本にもり反応させる。	亜硫酸水で5分間ずつ2回浸す。	蒸留水に浸す。	ヘマトキシリン液で核染する。	流水水洗1分後、水の中に標本を入れ色だしする。	冷風乾燥を充分に行う。
室温10分	15分	30分	10分	計10分	37℃30分	計10分	5分	30分	10分	

注意点

この一連の操作の中で④〜⑧は続けて行う必要がある。④水洗は充分に行い、次の試薬に移る際、水分をできるだけ取り除く。

【結果】

血液細胞	顆粒球系	リンパ球系	単球系	赤血球系
所見&スケッチ				

【考察】

2枚のPAS染色標本について各細胞の染色性について比較する。陽性細胞並びに消化試験後の陽性細胞について考察する。

ＰＡＳ陽性細胞にはどのような細胞が見られたか。

ＰＡＳ陰性細胞にはどのような細胞があったか。

<u>PAS判定基準</u>

ＰＡＳ反応の陽性物質は、紅色あるいは赤紫色を呈し、ほとんどが原形質内、細胞辺縁に認められる。

１．反応態度の表現方法

　　１）陽性率は１種類の細胞100個中の陽性細胞数を％で表わす。急性白血病は芽球あたり、赤白血病は赤芽球あたりの算定とする。

　　２）陽性反応態度は、びまん性、顆粒状、塊状あるいはそれらの混合型と表現する。

２．正常血球の反応態度

　　１）赤血球系：正常の赤血球および赤芽球は一般に陰性となる。

　　２）顆粒球系：

　　　　（１）好中球の反応は成熟度により異なる。骨髄芽球のほとんどは陰性となるが、陽性はびまん性ないし微細顆粒状を示す。前骨髄球からは陽性度が高く、分節球はほとんどがびまん性に強く染まり、原形質の一部にのみ呈色するものもある。この陽性物質は唾液消化を受けるグリコゲンと考えられている。

　　　　（２）好酸球はびまん性に呈色し、唾液消化を受けない。

　　　　（３）好塩基球では、特殊顆粒間の原形質が紅色となる。

　　　　（４）単球系：単芽球はほとんど陰性で、成熟単球は淡紅びまん性、あるいは微細顆粒状を示し、唾液消化で必ずしも消化されない。

　　　　（５）リンパ球系：末梢成熟リンパ球は陰性と陽性があり、陽性では微細顆粒状からアズール顆粒大まであるが、びまん性となることは少なく、唾液消化は必ずしも受けない。

　　　　（６）形質細胞：陰性と陽性があり、陽性は淡紅びまん性に染色される。

　　　　（７）細網細胞：びまん性淡紅色に粗大顆粒が点在するように染色される。

　　　　（８）血小板系：血小板はびまん性淡紅色の胞体に粗大顆粒状に染まり、ほとんどが陽性である。巨核球の幼若と思われるものは反応が弱く、血小板産生の強い巨核球は、びまん性淡紅色の原形質に粗大顆粒あるいは塊状の陽性物を含有する。

参考資料　Ⅵ

FAB分類とペルオキシダーゼ染色

FAB分類では、リンパ性か骨髄性かの鑑別が重要視される。この識別に用いるのが、ペルオキシダーゼPOD染色である。骨髄性ペルオキシダーゼ（MPO）は顆粒球系のライソゾーム（加水分解酵素を含む顆粒）の成分。リンパ球、骨髄巨核球や赤芽球はペルオキシダーゼ陰性である。幼若な骨髄芽球などは陰性のこともあるから、陰性であっても骨髄系を否定することはできない。急性白血病の病型分類であるFAB分類においては、ペルオキシダーゼ陽性芽球が3％未満ならリンパ系。

ペルオキシダーゼ染色

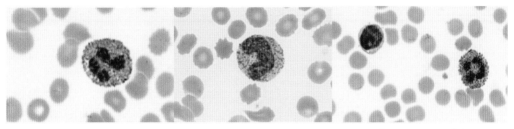

好中球(++)　　　　　　　　単球(+)　　　　　好中球(+)とリンパ球(-)

参考資料　Ⅶ

疾患とＰＡＳ反応

1)　急性白血病：急性白血病のうちＡＭＬのほとんどの芽球はＰＡＳ陰性であるが、時にびまん性あるいは微細顆粒状を示す。それに対しＡＬＬは数個以上の粗大顆粒ないし塊状に陽性を示す特徴がある（図１）。しかし陰性のＡＬＬもあり、まれに単芽球性（M5a型）で同様のパターンを示すものがある。

2)　赤白血病（M6型）：巨赤芽球または巨赤芽球様細胞の出現する貧血のうち、悪性貧血や葉酸欠乏による巨赤芽球性貧血の赤芽球のＰＡＳ反応はほとんどが陰性であるが、赤血病や赤白血病の腫瘍性赤芽球はＰＡＳ陽性率が高く、塊状またはびまん性に強陽性を示すものが多く（図２、３）、特徴とされている。しかし陽性赤芽球の極めて少ない例もあり、地中海貧血、再生不良性貧血、鉄欠乏性貧血などに時々陽性を示すことがある。

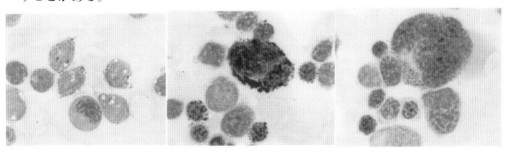

図１　　　　　　　　　図２　　　　　　　　　図３

実習内容：前回に続き血液細胞の生化学的特徴を利用した特殊染色の内容とそのFAB分類における有用性について理解する。

必要血液量：2mL（EDTA血2mL）

A エステラーゼ染色

実習内容：先に作成した未染色の末梢血塗抹標本を用いてエステラーゼ染色を行い、単球系細胞と骨髄系細胞の染色性の違いを検鏡（スケッチする。）して理解する。実習では非特異性エステラーゼ染色を行う。

【エステラーゼ染色開発の経緯】
エステラーゼは脂肪属エステルや芳香族エステルなどを加水分解する酵素で、非特異性エステラーゼと特異性エステラーゼ（リパーゼ、アセチルコリンエステラーゼなど）に大別され、その組織化学的証明法として金属塩法、インドキシル法、アゾ色素法が開発されてきた。このうち、血液学的に応用しうるのはアゾ色素法のみで、α-ナフトール系エステルにより証明される非特異性エステラーゼ（単球中に多く存在する）と、ナフトールAS-Dクロロアセテート（酢酸）により証明される特異性エステラーゼ（好中球中に多く存在する）がある。実習ではα-ナフチルブチレート（α-ＮＢ）による方法を実施する。

【原理】エステラーゼとは、次の化学反応を触媒する酵素の総称である。

$$\{R-COOR'+H_2O \longrightarrow R-COOH+R'OH\}$$

アゾ色素法は、基質が分解後産生されるナフトールがジアゾニウム塩とカップリングを起こし、不溶性アゾ色素を形成することを利用したものである。

試薬
①α-ナフチルブチレート（ＮＢ）②エチレングリコールモノエチルエーテル（EGME）③固定液 緩衝ホルマリンアセトン混液 ④1/15 moL/Lリン酸緩衝液（pH6.4）⑤Fast Garnet GBC ⑥ カラッチ・ヘマトキシリン ⑦ NaF ⑧グリセリンゼラチン
*キット（エステラーゼ染色試薬キット）を用いる場合は試薬の調整は必要ありません。

［反応液の作成］
Fast Garnet GBC 10mgを1/15 moL/Lリン酸緩衝液（PH6.4） 9.5mLで溶解する。次に α-ナフチルブチレート（ＮＢ）液 10μLをエチレングリコールモノエチルエーテル（EGME）0.5mLで溶解し、両者を混合したものを反応液とする。NaF阻害試験用反応液はNaFのバイアルにこの反応液3mLを加える。

【染色手技】

1) 4℃に冷却した固定液を2種類の塗抹標本（未染色）に載せて30秒間固定する。

     NaF（+）：3枚   NaF（−）：3枚

2) 直ちに流水水洗を充分に行い、乾燥する。

3) 使用直前に調製した2種類の反応液をそれぞれの塗抹標本に重層して37℃で30分間放置する。

4) 流水水洗、乾燥。

5) カラッチ・ヘマトキシリンで10分間核染色する。

6) 流水水洗を10分間行い、乾燥する。

7) 骨髄系細胞と単球系細胞の染色性の違いをポイントにスケッチする。

染色方法

①固定	②水洗	③染色	④水洗	⑤乾燥	⑥核染	⑦水洗・色出し	⑧乾燥
固定液（アセトン加緩衝ホルマリン）で塗抹面を満載する。	固定後、直ちに流水水洗を充分に行ない、乾燥する。	反応液調整後直ちに標本上に満たし湿潤室にて染色する。	流水水洗		カラッチ・ヘマトキシリンで核染色する。	流水水洗にて色出しする。	
4℃ 30秒	30秒	37℃ 30分	30秒		10分	5〜10分	

【結果及び考察】

単球系細胞と骨髄系細胞の染色性の違いを検鏡、スケッチする。

NaF 未添加

血液細胞	顆粒球系	リンパ球系	単球系	赤血球系
所見				

NaF 添加

血液細胞	顆粒球系	リンパ球系	単球系	赤血球系
所見				

B アルカリフォスファターゼ染色

実習内容：<u>血液細胞の生化学的特徴を利用した特殊染色の一つであるアルカリフォスファターゼ染色の内容とそのアルカリフォスファターゼスコアー（NAP Score）の有用性、臨床的意義について理解する。</u>

【はじめに】
アルカリ性ホスファターゼ（ＡＬＰ）は体内の諸器官に広く分布し、血中の白血球特に好中球の顆粒のうちでミクロゾームに著しく含有量が多いといわれている。好中球アルカリフォスファターゼneutrophil alkaline phosphatase（NAP）活性の低値は、CMLの慢性期、発作性夜間血色素尿症（PNH）および伝染性単核症（IM）をはじめとするウイルス感染症でみられる。CMLでは他の骨髄増殖性疾患では高値を示すことより鑑別診断となり、PNHでは同様に汎血球減少を示す再生不良性貧血で高値を示すことで対照的である。その酵素活性の至適ｐＨは8～10とアルカリ側にあり、本酵素の細胞化学的証明法には金属塩法、アゾ色素法がある。中でもNaphthol AS-MX Phosphateを基質とするアゾ色素が広く実施されている。実習で用いる"アルホス染色キッドはこのアゾ色素法に基き、高純度に調整されたアルカリ性ホスファターゼ染色試薬である。

【染色原理】
成熟好中球のアルカリ性ホスファターゼ（ＮＡＰ）と基質Naphthol AS-MX Phosphateを標本上にて加温するとアルカリ性ホスファターゼの作用によつてNaphtholphosphateが加水分解してNaphtholを遊離します。このNaphtholに呈色液Fast Blue RR Saltの共存下で成熟好中球の顆粒が青色に発色します。

$$\text{リン酸エステル} \xrightarrow[\text{H}_2\text{O}]{\text{A1-P}} \text{ナフトール（又はその誘導体）＋リン酸}$$

ジアゾニウム塩 → 不溶性アゾ色素

【試薬内容】
① 固定準備液　10mL×2アンプル　② Fast Blue RR Salt 10mg×5バイヤル　③ 基質原液 10mL×5アンプル　④ 1%サフラニンＯ液 10mL×5 アンプル
*固定液の作り方：メタノール90mL中に固定準備液10mLを加えよく混和する。

【操作】
1）採血後、出来るだけ早く血液塗抹標本を作製する（1班で＿＿枚ずつ（新たに作製した塗抹標本＿＿枚と作り置きした塗抹標本＿＿枚））。
2）直ちに充分乾燥。（注1）
3）標本作成後、30分以内に、0℃（氷中にドーザを入れておく）で5秒間調整済みの固定液で固定、流水で15～30秒水洗、乾燥する。（標本カゴを用いる。）
4）基質原液10mLをバイアル瓶に入れFast Blue RR Saltをよくふり溶解する。直ちにこの液で塗抹面をおおい、湿潤状態でフラン器37℃2時間放置する。（注2）

5）充分に水洗して１％サフラニンＯ液で後染色２分、水洗、乾燥。

6）1000倍で鏡検してＮＡＰスコアーを算出する。（染色後脱色がおこるので３日以内に鏡検する。）（注３）

注１：乾燥不充分の場合は塗抹がはがれやすい。
注２：基質原液とFast Blue RR Salt混合液は時間経過と共に低下する。
注３：有機溶媒（キシロール等）では陽性顆粒が脱色する。

【結果】
下記NAP Score表に従って２枚の標本のNAP Scoreを計算する。

Rate	O型	Ⅰ型	Ⅱ型	Ⅲ型	Ⅳ型	Ⅴ型	Score
標本Ⅰ							
標本Ⅱ							

【考察】
標本Ⅰと標本Ⅱで染色性に差が認められるのは何故か。

【ALPスコア算定法】
〈朝長法〉
naphthol AS-MX phosphate/fast blue RR スコア（S）：成熟好中球を100個算定

【ALPスコア算定法】

〈朝長法〉
naphthol AS-MX phosphate/fast blue RR
スコア（S）：成熟好中球を100個算定

[正常範囲]

O型	陽性顆粒なし（n0）
Ⅰ型	陽性顆粒1～5個（n1）
Ⅱ型	陽性顆粒5～30個（n2）
Ⅲ型	陽性顆粒30個以上、不平等に分布（n3）
Ⅳ型	陽性顆粒平等に分布、間隙あり（n4）
Ⅴ型	陽性顆粒平等、密に分布（n5）
S（スコア）＝1×n1+2×n2+3×n3+4×n4+5×n5	

陽性指数：170～330

陽性率（R）：75～95%〔陽性好中球（1～5）の百分率〕

好中球アルカリフォスファターゼ染色例

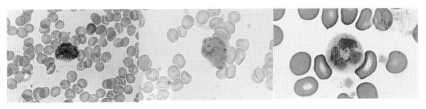

好中球（Ⅴ型）　　好中球（Ⅲ型）　　好中球（Ⅱ型）

エステラーゼ染色

エステラーゼ染色は主として、単球系細胞の同定法として用いられる。特に幼若単球の場合、他の白血病細胞との識別が普通染色のみでは極めて困難であることから、急性白血病が疑われる場合は必ず実施しなければならない染色法である。

FAB分類にもエステラーゼ染色が利用されている。急性骨髄性白血病（M1，M2）、前骨髄球性白血病（M3）と急性骨髄単球性白血病（M4）、急性単球性白血病（M5a,b）を鑑別するには必須であり、赤白血病（M6）の場合は白血球系の腫瘍細胞が顆粒球系か単球系かを判断するのに用いられる。ただし、単球系細胞における非特異性エステラーゼ活性は必ずしも強くなく、顆粒球系細胞と紛らわしいこともあるので、必ずフッ化ナトリウム（NaF）による活性の阻害効果を同時に見ておかなければならない。さらに、急性骨髄単球性白血病では骨髄芽球と幼若単球の混在があり、両者の比率が問題とされることから、非特異性エステラーゼと特異性エステラーゼの重複染色も要求される。

エステラーゼ染色

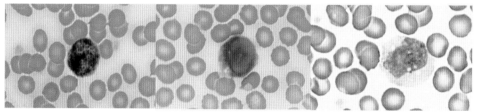

特異的エステラーゼ染色　　　　非特異的エステラーゼ染色　　　　非特異的エステラーゼ染色
好中球　　　　　　　　　　　　単球　　　　　　　　　　　　　　単球（NaF添加）

参考資料　Ⅸ

NAP Scoreの臨床的意義

［正常範囲］陽性指数：170～330　　陽性率（R）：75～95％〔陽性好中球（1型～5型）の百分率〕　　好中球アルカリフォスファターゼ（neutrophil alkaline phosphatase score；NAP）スコアとは、末梢血の成熟好中球のアルカリフォスファターゼ（ALP）活性の程度を末梢血液標本のALP染色による陽性顆粒の密度から判定量に測定し、スコアとして表したものである（朝長法）。古くから慢性骨髄性白血病（CML）の診断に重要な検査として知られているが、他の各種血液疾患の補助診断にも有用とされている。

異常値を示す疾患

低値を示す疾患：慢性骨髄増殖性疾患（CMLの慢性期、原発性慢性骨髄線維症の一部）、急性骨髄性白血病の一部、貧血（発作性夜間血色素尿症、伝染性単核症（IM）をはじめとする　ウイルス感染症で鉄欠乏性貧血、溶血性貧血の一部、骨髄異形成症候群の一部、巨赤芽球性貧血の一部）、その他（低フォスファターゼ血症、ウイルス感染）

高値示す疾患：慢性骨髄増殖性疾患、リンパ増殖疾患、貧血（再生不良性貧血）

はじめに

血液の病的変化については末梢血液の諸検査から大方の様子を知ることができるが、造血過程における末熟細胞の様子や造血の程度を知ることは不可能である。造血臓器の一つである骨髄の一部を採取し検査することにより、いっそうの確実性が得られる。骨髄検査は血液検査の中でも重要な検査で、血液疾患の確定診断やその治療経過の観察・予後の判定などの目的で実施される。さらに、癌やその他の悪性腫瘍の骨髄転移の有無などの観察にも実施される。骨髄穿刺液から確実な情報を得るためには正確な細胞分類を行うことが重要であり、そのために必要な知識や観察するうえでの注意点について述べる。

造血臓器と穿刺部位

血球は胎生2か月まで卵黄嚢で形成され、その後、脾臓、肝臓、骨髄と造血器の場所が変わる。出生後は例外を除き（髄外造血）もっぱら骨髄で行われるが、骨髄も年齢とともに造血部位が変化する。骨髄は肉眼的に造血能の盛んな細胞髄（赤色髄）と造血能のなくなった脂肪髄（黄色髄）とに分けられ、加齢とともに脂肪化が進むので骨髄穿刺にあたっては脂肪化の進んでいない部位を選択する必要がある。当然、小児と成人とでは穿刺部位は異なる。主な穿刺部位は、成人一胸骨、腸骨、肋骨、脊椎棘突起　小児一脛骨、脊椎棘突起である。

スライド実習 骨髄像検査にあたり準備するもの

骨髄穿刺には主に小宮式か佐藤式の穿刺針が用いられ、医師の手で行われるが、それ以後は技師の手で行われることが多い。穿刺液は 0.2 〜 0.5 mL ぐらいが最もよく骨髄を反映しているといわれており（多ければ多いほど末梢血の混入が強い）、少量の試料から最大限の情報を引き出すためにはあらかじめ検査項目を定め手際よく検体処理をしなければならない。穿刺液は非常に凝固しやすく、抗凝固剤（ただしヘパリン以外）の使用もやむをえないが、染色性への影響など不都合な点もあり、できるだけ避けたい。

穿刺時に必要なもの

①穿刺器具（担当医準備）、②白血球用メランジュール、③チュルク液、④抗凝固剤処理済みヘマトクリット管、⑤時計皿、⑥スライドガラス、⑦引きガラスなど

穿刺後に必要なもの

①染色液および染色装置、②計算板、③高速遠沈器、④顕微鏡、⑤数取り器および白血球分類器など。

骨髄穿刺の流れ　　（胸骨）

①～⑫

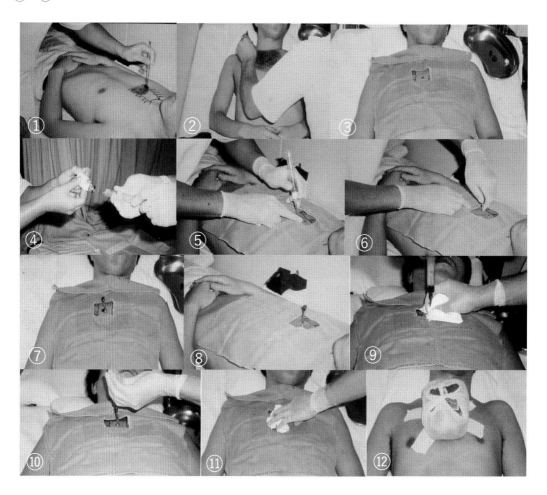

穿刺後の手順

①～③：前処置、　④～⑤：局部麻酔処置、　⑥～⑧：穿刺ホルダーの装着処置、

⑨～⑩：骨髄液採取、　⑪～⑫：後処置

臨床検査技師は、術者が採取した骨髄液を受け取り各種検査用の処理を行う。

D 骨髄像検査

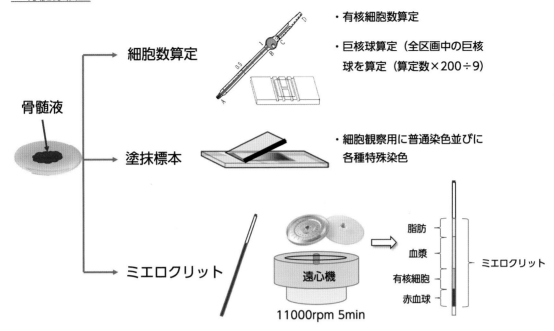

・有核細胞数算定

・巨核球算定（全区画中の巨核球を算定（算定数×200÷9）

・細胞観察用に普通染色並びに各種特殊染色

細胞数算定

塗抹標本

ミエロクリット

骨髄液

遠心機
11000rpm 5min

脂肪
血漿
有核細胞
赤血球
ミエロクリット

1. 肉眼的観察

1）正常の骨髄液：紅色粘性で乳白色脂肪塊が混在する。

2）有核細胞数増加例の骨髄液：灰白色を帯びた赤色および暗赤色・有核細胞の集合体と思われる塊が多く、ざらざらとした感触をもち、塗抹しにくい。

3）貧血例の骨髄液：淡紅色水様でさらっとしている。時に粗大脂肪塊の混在する場合もある。

2. 骨髄容積（ミエロクリット）

末梢血でのヘマトクリット値に相当するもので、ヘマトクリット管の1/2〜2/3程度骨髄液を採取し、11,000 rpmで5分間遠心分離して各層の容積%を読み取る。脂肪層の減少と有核細胞層の増加は造血機能亢進状態にあるなど、骨髄容積の測定により細胞数の概略と造血状態を総合的に知ることができる。

3. 有核細胞数と巨核球数算定

a）**有核細胞数**　白血球数と同様の操作を行う。希釈倍数は穿刺液の肉眼的所見により随時変える。通常メランジュールの 0.1，0.2，0.5などまで穿刺液を吸入、チュルク液でおのおの100倍、50倍、20倍に希釈する。Neubauer型計算板などで算定し、1 μLあたりの数とする。正常値は穿刺部位により多少の差はあるが10万〜30万/μLである。

b）**巨核球数**　有核細胞数算定と同時に行う。有核細胞数に比べて極めて少ない
　　ため、計算板の全区画を数え最終的に1μLに換算する。巨核球は一般に他
　　の細胞に比べて大きく、また核の染色性などから大方の区別はつくが、小型
　　細胞（20μm以下）や大型の腫瘍細胞などが混在している場合はなかなか
　　判定しにくい。この場合はいちおう巨核球と思われるものを数えておき、後
　　に塗抹標本を参考にするとよい。また全区画内に認めない場合は区画外も観
　　察し、（＋）とか（－）で表現する。正常値は50～150/μLである。

E 骨髄塗抹標本の作製法

1）普通塗抹標本（薄層標本）骨髄液は細胞数が多く粘調度が高いため多少の技術的訓練
　　を要する。塗抹角度は穿刺液の肉眼的所見で変化させる。凝固しやすいので、すばや
　　く操作することが大切である。再検査の困難な検査であるから、できるだけ多くの標
　　本（20枚くらい）を作製する。

2）塗抹後は冷風のドライヤーなどで速やかに十分乾燥させる。ドライ・タップなどで穿
　　刺が不可能な場合には、穿刺針の先についている微量の試料を塗抹しておくことも大
　　切である。

3）塗抹標本の染色　普通染色：ライトギムザ染色、メイギムザ染色など二重染色が望ま
　　しい。細胞数が多いため染色時間の調節はこまめに行ったほうがよい。
　　特殊染色：細胞の鑑別は普通染色所見が基本となるが、形態的に類似している未熟細
　　胞や異常細胞については特殊染色所見が重要な手がかりとなる。標本枚数の許す限り
　　実施しておきたい。

4）切片標本（Cellblock）上記の検査に使用した試料の残りを10％ホルマリンで固定す
　　る。通常の病理組織標本と同様パラフィン包埋し切片標本を作る。一般的にはヘマト
　　キシリンーエオジン染色を行う。生検標本に似た組織所見を見ることができる。末梢
　　血混入の有無、過形成、低形成の判定、腫瘍細胞の有無など、大まかな観察に利用さ
　　れる。また骨髄生検は、骨髄穿刺がドライ・タップで吸引不能な場合などに多く用い
　　られる。生検では血球の増殖、低形成、細胞構造、骨梁の構造など組織学的検査とし
　　ても大切である。生検した骨組織の一部でスタンプ標本を作り観察すると、ある程度
　　の細胞観察も可能である。

5）その他　①位相差顕微鏡学的検査　②電子顕微鏡学的検査　③免疫細胞学的検査　④
　　染色体分析　⑤貪食試験　⑥超生体染色　⑦その他

【Ⅷ】 白血球に関する実習 ④

実習内容：メイギムザ染色した骨髄塗抹標本を用いて、各血液細胞群の分化・成熟過程および個々の細胞形態を識別できるようする。

A 骨髄塗抹標本の細胞観察

検鏡手順

1）スライドに骨髄液標本中にみられる代表的な細胞を示すので、各自、自分の標本からその細胞を見つけ出して特徴をとらえる。臨床血液学講義資料（血液像アトラス）を参考に検鏡する。

【血液細胞の成熟過程】

赤芽球系細胞

前赤芽球 ⇒ 塩基好性赤芽球 ⇒ 多染性赤芽球 ⇒ 正染性赤芽球 ⇒ 多染性赤血球
⇒ 赤血球

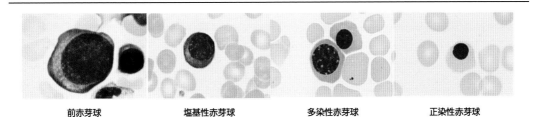

前赤芽球　　　　　塩基性赤芽球　　　　多染性赤芽球　　　　正染性赤芽球

顆粒球系細胞

骨髄芽球 ⇒ 前骨髄球 ⇒ 骨髄球 ⇒ 後骨髄球 ⇒ 桿状核球 ⇒ 分節好中球

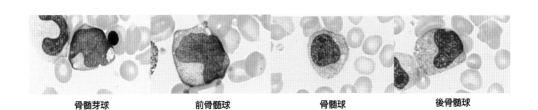

骨髄芽球　　　　　　前骨髄球　　　　　骨髄球　　　　　　後骨髄球

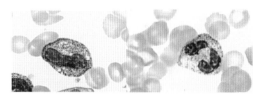

桿状核球　　　　　　　　分節好中球

単球系細胞

単芽球　⇒　前単球　⇒　単球

リンパ球系細胞

リンパ芽球　⇒　前リンパ球　⇒　大リンパ球　⇒　小リンパ球

その他

骨髄巨核球

2）分画に用いる標本の選びかた

　低倍率で観察し、①細胞が多い、②細胞分布に偏りのないもの、③細胞の破壊や萎縮変性などのないもの、④染色性のよいものを選ぶ。

3）低倍率での観察

　①有核細胞の分布密度：低形成・過形成の判断。②脂肪細胞、脂肪滴の有無：脂肪滴の存在は脱脂していないスライドガラスに血液を塗抹した状態に似ている。年齢や穿刺部位により異なるが、通常、脂肪滴と有核細胞密度とは反比例する。③骨髄巨核球、血小板数の分布密度と血小板産生の有無：標本の引き始め部位や周辺部に集まりやすい。④集合した細胞の有無：巨核球、細網細胞、脂肪滴、脂肪細胞、血小板の凝集塊の周囲には種々の細胞集塊が認められる。細胞分画中には認められないものもあるので、よく注意し観察することが大切である。腫瘍細胞の集塊像などを発見することもある。⑤M／E比の概略：骨髄系細胞と赤芽球系細胞の比率のおおよその判定をする。⑥大型細胞の有無：分画中にはなかなか認められない破骨細胞、腫瘍細胞などがある。

4）高倍率での観察：高倍率での入念な観察は有核細胞についての分画が最も大きな目的である。個々の細胞観察にあたっては次のような点に注意する。

細胞観察における注意点

細胞の大きさ：正常赤血球（7〜8μm）を基準にして観察するとよい。

（1）全体の大きさ：骨髄巨核球を除いた各系統の細胞は未熟細胞が一般的に大きく、成熟に従い小型化する。巨核球は逆である。
（2）核の大きさ：核の大きさも未熟なほど大きく、徐々に小型化する。巨核球は例外である。
（3）N／C比（核と細胞質の比）：未熟細胞ほどN／C比は大きく、成熟に従い小さくなる。

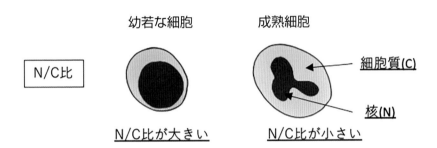

核の性状

（1）**核形**：未熟細胞は円〜類円形状単核であり、成熟に従い各系統特有の核形を示す。
（2）**核小体**：未熟細胞に認められる。
（3）**核クロマチン網工**：一般に未熟細胞ほど繊細網状、粒状配列など網工状態が鮮明であるが、成熟に従い不鮮明となり、濃染する。各系統の細胞により網工状態は若干異なる。

核の形状

桿状好中球

桿状

 単球

切れ込み

 円形

 リンパ球、赤芽球、芽球

核の性状

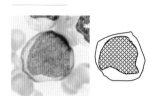

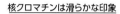

核クロマチンは滑らかな印象

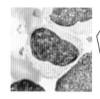

核クロマチンはゴツゴツして粗い印象

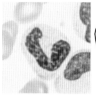

核クロマチンはゴツゴツして粗い印象

細胞質

（1）染色性：未熟細胞ほど塩基性が強く、成熟に従い各細胞固有の色調に徐々に変化する。特に赤芽球では著明であり、色調により成熟過程を分類する。

（2）顆粒：特に顆粒球系細胞の特徴を性格づけるもので、未熟細胞ほどアズール好性、成熟に従い好中性、好塩基性、好酸性と徐々に特異顆粒が増加する。

 芽球様細胞など幼弱細胞

塩基性が強く青い

 骨髄球など、まだ幼弱な細胞

まだ塩基性（青）が残るが酸性（赤）の両方に染まる、多染性

 好中球など、成熟した細胞

ほとんど染色性に乏しくなるが、やや酸性（赤）に染まる

顆粒の有無

未熟細胞にはほとんど認められない。成熟に伴って出現・増加する。細胞の種類により大きさや染色性が異なり細胞鑑別に役だつ。

 芽球様細胞など幼弱細胞

アズール顆粒

 好中球など成熟細胞

二次顆粒

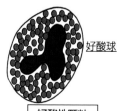 好酸球

好酸性顆粒

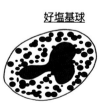 好塩基球

好塩基性顆粒

【スケッチ】下図を参考にしながら標本より各細胞を見つけてスケッチを行う。

血液細胞					
骨髄球系	骨髄芽球	前骨髄球	骨髄球	後骨髄球	桿状核球
スケッチ					
リンパ球系	大リンパ球	小リンパ球		形質細胞	
スケッチ					
赤芽球系	前赤芽球	塩基好性赤芽球	多染性赤芽球	正染性赤芽球	多染性赤血球
スケッチ					
骨髄巨核球		破骨細胞		脂肪細胞	

骨髄で識別可能な代表的細胞
（これらの細胞は識別できるように各細胞の特徴を理解する）
赤芽球系の細胞

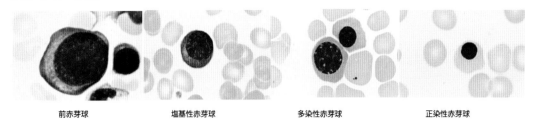

前赤芽球　　　　　　塩基性赤芽球　　　　　　多染性赤芽球　　　　　　正染性赤芽球

顆粒球系の細胞

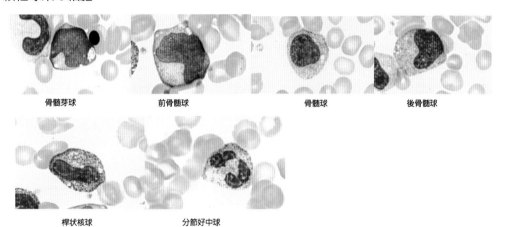

骨髄芽球　　　　　　前骨髄球　　　　　　骨髄球　　　　　　後骨髄球

桿状核球　　　　　　分節好中球

その他の細胞

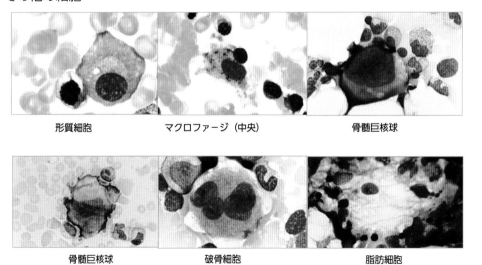

形質細胞　　　　　　マクロファージ（中央）　　　　　　骨髄巨核球

骨髄巨核球　　　　　　破骨細胞　　　　　　脂肪細胞

B 異常骨髄像細胞所見

　異常骨髄像には数的変化と質的変化とがあり、前者は細胞形態には特に大きな異常は認めないもののM／E比に大きな変化が認められるもので、後者は核と細胞質の成熟バランスにズレが認められたり、また大きさの異常など種々の変化が認められたりする。両者は多少なりともオーバラップしていることが常である。

1. M／E比の変化
　1） M／E比の増加
　　（1） 顆粒球系の増加：慢性骨髄性白血病、感染症など
　　（2） 赤血球系の減少：赤血球無形成症
　2） M／E比の減少
　　（1） 赤血球系の増加：種々の貧血、赤血病、赤白血病など
　　（2） 顆粒球系の減少：顆粒球減少症
　　（3） M／E比正常：真性多血症、再生不良性貧血、骨髄線維症など

2. 細胞質の変化
　1） 顆粒形成の減退
　2） 異常封入体および空胞の出現（アウエル小体, ジョリー小体など）
　3） 中毒性顆粒の出現
　4） 細胞質の不整形（鋸歯状、偽足状、舌状、突起状など）

3. 核の変化
　1） 核の多核化
　2） 核の巨大化および分葉異常（過分葉など）
　3） 核の変形（クローバー状、盛り上がり、切れこみ、馬蹄形状など）
　4） 核小体の大きさと数の異常

4. その他壊れかかった細胞や核影の増加、核分裂像の増加など。
白血球の各種封入体と核異常

封入体や核異常	内容	対応疾患
Auer小体	アズール顆粒が集まった棒状封入体	急性骨髄性白血病、急性単球性白血病
Alder-Reilly顆粒異常	酸性ムコ多糖体	pfaumdler-hurler病
デーレ小体	リボソーム（RNA）が残留した塩基性斑点	敗血症、肺炎、MDS
中毒性顆粒	一次顆粒に由来（POD陽性）	炎症性疾患
ラッセル小体	形質細胞に認める 小胞体腔内に蓄積したγ-グロブリン	多発性骨髄腫、粘液変性　胃・腸アミロイド変性、フィブリノイド変性、膠原病
ペルゲル・フェ核異常	核形状が鼻メガネやダンベル状	遺伝性異常
偽ペルゲル異常	後天的にペルゲル・フェ核異常に類似した異常が出現	白血病、骨髄異形成症候群、中毒、感染症
ファゴットセル	Auer小体を含んだ細胞	急性前骨髄球性白血病
核の過分節（過分葉）	5つ以上に分節した好中球	巨赤芽球性貧血

参考資料　X

骨髄増殖性疾患 Myeloproliferative Disorders

真性赤血球増加症，骨髄線維症，慢性骨髄性（骨髄球性）白血病，原発性血小板血症が含まれる。

慢性骨髄性疾患 Chronic Myeloid Disorders

1. 骨髄異形成症候群 Myelodysplastic Syndromes （MDS）
2. 慢性骨髄増殖性疾患 Chronic Myeloproliferative Disordefrs （CMPDs）：前白血病状態にあるといえる。
3. 慢性骨髄性白血病 CML（Chronic Myelogenous Leukemia）　第9染色体と第22染色体の転座と第22染色体の短縮（Philadelphia Chromosome）　が特徴的
4. 真性多血症 Polycythemia Vera
5. 骨髄線維症 AMM、（Idiopathic Myelofibrosisとも呼ばれる）
6. 血小板増殖症後骨髄化生 Post-Thromboc y themic Myeloid Metaplasia
7. 多血症後骨髄化生 Post-Polycythemic Myeloid Metaplasia
8. 原因不明骨髄化生 Agnogenic Myeloid Metaplasia
9. 原発性血小板増殖症 Essential Thrombocythemia （ET）
10. 非典型的慢性骨髄性疾患

リンパ性疾患 Lymphoid Disorders

- 急性リンパ性白血病 Acute Lymphocytic Leukemia
- 慢性リンパ増殖性疾患 Chronic Lymphoproliferative Disorders
    1. 悪性リンパ腫 Lymphoma
        ホジキン病 Hodgkin's Disease
        非ホジキンリンパ腫 Non－Hodgkin's lymphoma
    2. ミエローマ（骨髄腫）Myeloma
    3. 慢性リンパ性白血病 Chronic Lymphoid Leukemias

T細胞性慢性リンパ性白血病 T Cell Chronic Lymphoid Leukemias

B細胞性慢性リンパ性白血病 B Cell Chronic Lymphoid Leukemias

白血病
概念
● 白血球生成組織が不可逆的系統的に増殖する疾患。
● 末梢血、骨髄穿刺による骨髄像で白血病細胞を認める。
● 貧血、出血傾向、感染症、リンパ節腫脹、肝脾腫、骨関節の疼痛。
● 血液像、骨髄像（白血病細胞の種類）から分類される。

白血病分類
● **急性白血病**：正常血球が減少してそれらの機能の脱落症状＝易感染性、出血傾向、貧血が出現する。骨髄の細胞成分が多く、芽球が有核細胞の30％以上を占める。
● **慢性白血病**：正常細胞が十分あって機能脱落症状はない。
● **骨髄異形成症候群**（myelodysplatic syndrome）：汎血球減少症があり芽球の増加が軽度で異常増殖が強くなく化学療法は必要ない状態。

急性白血病
分類
骨髄や末梢血中に芽球あるいは白血病細胞と呼ばれる未分化な血球が多数みられる。急性白血病の病型の確定は、これら芽球の形態的特徴で決められる。

1）**急性骨髄性白血病**（acute myeloid leukemia, AML）：骨髄芽球性白血病、前骨髄芽球性白血病、単球性白血病、骨髄単球性白血病、赤白血病、巨核球性白血病。ミエロペルオキシダーゼ（myeloperoxidase, MPO）染色陽性でアウエル小体がみられる。
2）**急性リンパ性白血病**（acute lymphoblastic leukemia, ALL）：Tリンパ球性白血病、Bリンパ球性白血病、null cellリンパ球性白血病。MPO陰性でAuer小体陰性。

　　急性リンパ性白血病（L1）の骨髄：いずれもALLのL1。リンパ芽球は小型で細胞質は狭く、核の形は規則性があり、核小体ははっきりしない。

FAB分類　　（重要）
French-American-Britishグループの提案した急性白血病の分類。
AMLをM0からM7の8病型に、ALLをL1からL3に分類する。
小児のALLの多くはL1、成人のALLの多くはL2でる。

M0：最も未分化な骨髄芽球性白血病。CD13またはCD33が陽性。MPO陽性率３％以下。
M1：古典的な骨髄芽球性白血病。AMLの約25％。MPO陽性率３％以上。
M2：分化型骨髄性白血病。骨髄芽球が顆粒球系への明らかな分化傾向を示す。MPO強陽性。
M3：急性前骨髄性白血病（acute promyelocitic leukemia, APL）に相当する。白血病細胞が前骨髄球のレベルにまで分化している。MPO強陽性でアズール顆粒が無数に細胞

質内に認められる。アズール顆粒はprocoagulant活性を持ちDICを起こしやすいのが特徴である。活性型ビタミンAであるALL-trans retinoic acid （ATRA）の内服で高率に完全寛解に到る。ATRAにより前骨髄球が成熟好中球へ分化する。＊分化誘導療法

M4：**骨髄単球性白血病**。骨髄系と単球系の白血病細胞が混在し、芽球は骨髄の30％以上を占めているが、単球系細胞が骨髄の20％以上を占めるか、末梢血で単球系細胞が5,000/μL以上認められる。

M5：**単球系白血病**。単球系が80％以上を占める。M5aとM5bに分けられ、M5aは未分化で単芽球が主体を占め、M5bは前単球や単球までの分化傾向がある。頻度は低く、治療成績は不良の例が多い。

M6：**古典的な赤白血病**。骨髄の50％以上が異型性のある異常赤芽球に占められ、芽球は赤芽球以外の30％以上を占める。（赤芽球50％以上の骨髄で、芽球が赤芽球以外の残りの細胞の30％以下ならば、骨髄異形成症候群（myelodysplastic syndrome, MDS）の芽球過剰型不応性貧血に分類する）。頻度は低く、治療成績は不良の例が多い。

M7：**巨核球性白血病**。芽球の30％以上が巨核球性である。血小板ペルオキシダーゼを電顕的に証明できる。また、CD41が陽性である。

L1：**小型均一のリンパ芽球**。小リンパ球大からその2倍程度。

L2：**大型大小不同のリンパ芽球**。核小体が明瞭で、核形の不整も認められる。

L3：**大型均一なリンパ芽球**で細胞質は広く、強塩基性、空胞が顕著である。

急性白血病
急性白血病の症状
1）貧血症状
2）感染症＝グラム陰性桿菌、真菌、Pneumocystis carinii, Cytomegalovirusなどによる肺炎や敗血症
3）出血＝皮膚点状出血、脳出血、鼻出血、歯肉出血、肺出血、消化管出血、血尿など
4）無痛性のリンパ節腫脹
5）骨痛
6）脳脊髄膜症状などの神経症状

FAB分類による急性白血病の血液像

M1（急性骨髄芽球性白血病）

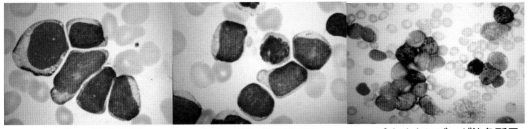

メイ・ギムザ染色所見　　　　メイ・ギムザ染色所見　　　ペルオキシダーゼ染色所見

M2（急性分化型骨髄芽球性白血病）

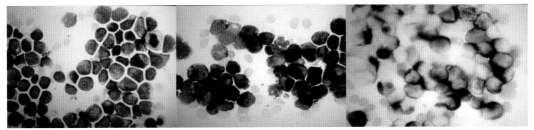

メイ・ギムザ染色所見　　ペルオキシダーゼ染色所見　　エステラーゼ染色所見

M3（急性前骨髄芽球性白血病）

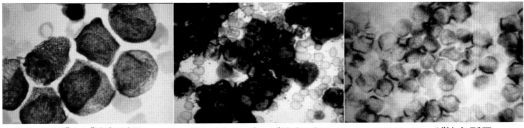

メイ・ギムザ染色所見　　ペルオキシダーゼ染色所見　　エステラーゼ染色所見

M4（急性骨髄単球性白血病）

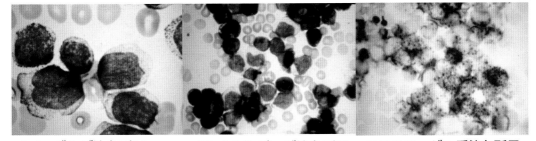

メイ・ギムザ染色所見　　ペルオキシダーゼ染色所見　　エステラーゼ二重染色所見

M5（急性単球性白血病）

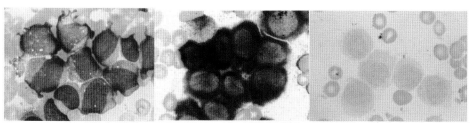

メイ・ギムザ染色所見　　エステラーゼ二重染色所見　　エステラーゼ（＋NaF）染色所見

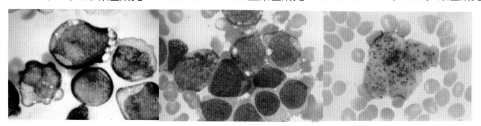

メイ・ギムザ染色所見　　ペルオキシダーゼ染色所見　　酸フォスファターゼ染色所見
（M5b）

M6（赤白血病）

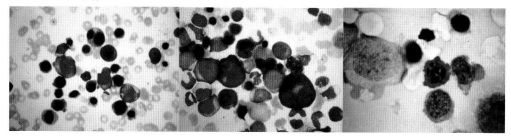

メイ・ギムザ染色所見　　メイ・ギムザ染色所見　　PAS染色所見

慢性白血病

慢性白血病の分類

　　1）非リンパ性：慢性骨髄性白血病、慢性骨髄単球性白血病
　　2）リンパ性：慢性リンパ球性白血病、形質細胞性白血病（多発性骨髄腫の白血病
　　　　化）、hairy cell leukemia、前リンパ球性白血病

慢性骨髄性白血病　（CML）

● 骨髄芽球から成熟顆粒球まで各段階の顆粒球が異常に増加する。
● 脾腫が多い。時に巨脾となる。
● 主訴としては腹部膨満感、全身倦怠感、軽度発熱、食欲不振、顔面蒼白など。
● 白血球数が著明に増加し、10〜20万に達する。白血病裂孔は認めない。
● 骨髄有核細胞数が増加し、その大半は顆粒球である。
● 好中球アルカリフォスファターゼが低値。

● フィラデルフィア・クロモゾーム（第9番染色体の長腕と22番染色体長腕との相互転座により生じた22番染色体の長腕が欠失したようにみえる染色体）が95％の症例で認められる。また、フィラデルフィア染色体形成時に9番目の染色体上にあるABL遺伝子と22番目の染色体上のBCR遺伝子が融合し、BCR-ABL遺伝子が形成されるBCR遺伝子再構成と呼ばれる現象もCMLの診断に用いられる。

骨髄異型性症候群
骨髄造血不全と汎血球減少症を認める。
60歳以上の男性に好発。
慢性に経過し白血病に移行する例が約25％、感染症を主たる合併症として合併症で死亡する。

分類
I. 一次性不応性貧血 Primary Refractory Anemia （RA）
II. 環状鉄芽球を伴う不応性へ貧血 Refractory Anemia with Ringed Sideroblasts （RARS）
III. 骨髄芽球の過剰を伴う不応性貧血 Refractory Anemia with Excess Myeloblasts （RAEB）
IV. 慢性骨髄単球性白血病 Chronic Meylomonocytic Leukemia
V. 形質転換中のRAEB RAEB in Transformation

治療
メチルプレドニンのパルス療法が有効な例が約30%ある。
抗T細胞グロブリン 64%有効。
シクロスポリンA 81%有効。（5〜6 mg/kg/day）
骨髄移植 50%有効。

赤血病
赤血球生成組織が不可逆的に増殖する疾患。
1）慢性赤血病 Chronic erythremia（真性多血症 Polycythemia vera）：赤血球700から1200万。深紅色の皮膚、頭重、眩暈、耳鳴り、血栓ができやすい、四肢末端の紅斑性疼痛症、時に肝脾腫。骨髄線維症に移行することもある。
急性赤血病 Acute erythremia：発熱、高度の貧血、肝脾腫、出血性素因。

【Ⅸ】 血液凝固能に関する実習 ①

実習内容：血漿プロトロンビン時間（ PT ）の測定及びその凝固機序を理解習得する。

A 血漿プロトロンビン時間（ PT ）測定

必要血液量：10mL（クエン酸血10mL）

【原理】

プロトロンビンは充分量の組織トロンボプラスチン、第Ⅶ、第Ⅹ、第Ⅴ因子およびカルシュウムによりトロンビンに転化し、フィブリノゲンに作用してフィブリンを形成する。この外因系凝固機序を示すのがプロトロンビン時間でこれら因子の総合活性を表す検査で出血性素因の検索、抗凝固療法の指標として汎用される検査項目である。

検量線の作製

【材料】

①ヒト凍結乾燥血漿（コアグトロールⅡ）②オーレンペロナール緩衝液（調整済み）③検量線用標準血漿（配布されたプール血漿を用いる）④プロトロンビン試薬（蒸留水 1.0mLで溶解）⑤専用キュベット⑥ピペット⑦凝固測定装置⑧対数グラフ

【測定方法】

1） 試料及び標準血漿の調整

ヒト凍結乾燥血漿は蒸留水1.0mLで溶解してこれを検体試料として用いる。また、標準血漿はプール血漿（複数のボランティアから得られたクエン酸血液を3000rpm15分遠心して得られた上清（PPP）をプールして混和したもの）を下記表に従って標準曲線用希釈検体として調整する。これらを氷水中に保存する。

標準曲線用検体の調整法 （実験 A と B-1 の必要量を合わせた量を表示）

活性（％）	100	50	25
標準血漿（プール血漿を用いる）（μL）	1000	500	250
オーレンベロナール緩衝液（μL）	0	500	750
希釈率	×1	×2	×4

*全量タイプの班のみ

2） 測定法 （右図参照）

① 氷水中保存の標準血漿または被検体100（50）μLを専用キュベットに入れ、2分間37℃で加温する。

② プロトロンビン試薬（ウサギ脳由来組織トロンボプラスチン、カルシュウム、リン脂質含有）200（100）μLを加え、凝固時間（秒）を測定する。各測定を3回行う。

3）最初に標準血漿を用いて標準曲線を作成し、次に未知検体を測定してその成績を標準
　曲線から活性値（%）、プロトロンビン比、INRで表現する。

成績表現

血漿プロトロンビン時間の成績は秒及び、プロトロンビン比、活性値、INR表現される。
このうちプロトロンビン比とINR値は検体及び標準血漿の測定値及びISI（ Internatinal
Sensivity Index）値から次式により計算する。活性値は標準血漿の希釈系列の各値より標
準曲線を作製し、グラフより求める。

$$\text{プロトロンビン比} = \frac{\text{未知検体測定値（コアグトロール平均値）}}{\text{標準血漿測定値（100\%平均値）}}$$

INR ＝ （ プロトロンビン比)^{ISI}　　　実習に用いたPT試薬のISI値は＿＿＿＿である。

プロトロンビン時間測定手順
（KC10等使用の場合）

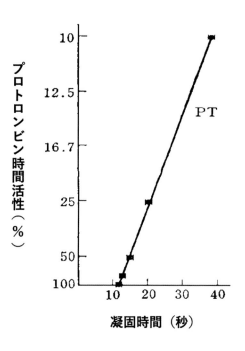

血漿プロトロンビン時間標準曲線（%）

プロトロンビン標準曲線

【結果及び考察】
標準曲線と未知検体

	1倍（100%）	2倍（50%）	4倍（25%）	未知検体1	未知検体2
1回目					
2回目					
3回目					
平均値					

プロトロンビン比：＿＿＿＿＿＿＿＿＿＿　　　　　INR値：＿＿＿＿＿＿＿＿＿＿

*:未知検体1：PPP，　未知検体2：　臨床検体

B 活性化部分トロンボプラスチン時間（APTT）測定

実習内容：活性化部分トロンボプラスチン時間（ＡＰＴＴ）の測定及びヘパリンの抗凝固
　　　　　作用を理解習得する。

1）検量線の作製と未知検体測定
【原理】
　　　　活性化剤によって接触因子を充分に活性化する。次に塩化カルシウムを加える
　　　と、活性化された接触因子と試薬に含まれるリン脂質により、内因性 → 共通因
　　　子系の凝固因子が活性化され、フィブリンを形成する。ＡＰＴＴ測定は、塩化カ
　　　ルシウムを加えた時からフィブリン形成までの時間を測定し、内因性凝固活性を
　　　総合的に判断する最も汎用されている検査項目である。
【材料】
　　　　① 検量線用標準血漿（プール血漿を用いる）②オーレンベロナール緩衝液（調
　　　整済み）③臨床検体 ④ＡＰＴＴ測定試薬（調整済み）⑤0.025 Ｍ／Ｌ 塩化カル
　　　シウム溶液（調整済み）⑥専用キュベット ⑦ピペット ⑧凝固測定装置
【測定方法】
　　　　試料及び標準血漿の調整（PTと同じ）
　　　凍結臨床検体を37℃恒温槽で解凍してこれを検体試料として用いる。また、標準
　　　血漿はプール血漿を下記表に従って標準曲線用希釈検体として調整する。これら
　　　を氷水中に保存する。

標準曲線用検体の調整法（実験AとB-1の必要量を合わせた量を表示）

活性（%）	100	50	25
標準血漿（プール血漿を用いる）（μL）	500	250	125
オーレンベロナール緩衝液（μL）	0	250	375
希釈率	×1	×2	×4

測定方法

① 氷水中保存の標準血漿または被検体100（50）μLを専用キュベットに分注し、凝固測定装置の反応槽中（37℃）に入れる。

② ＡＰＴＴ試薬 100（50）μLを加える。

③ 120秒間インキュベーションを行う。

④ インキュベーション後、37℃で予め加温した0.025 M/L塩化カルシュウム溶液 100（50）μLを加え、凝固時間を測定する。

⑤ 各測定を3回行い平均値を求める。

成績表現

活性化部分トロンボプラスチン時間は通常測定値がそのまま用いられる。

活性化トロンボプラスチン時間測定手順
（KC10等使用の場合）

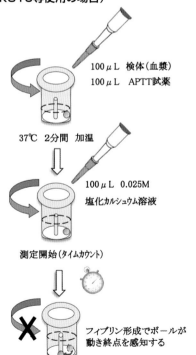

活性化部分トロンボプラスチン時間
標準曲線（%）

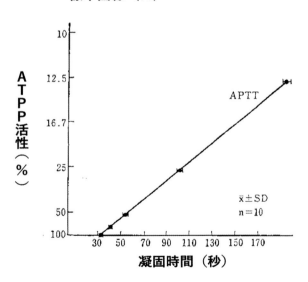

【結果及び考察】

標準曲線と未知検体

	1倍（100%）	2倍（50%）	4倍（25%）	未知検体1	未知検体2
1回目					
2回目					
3回目					
平均値					

*:未知検体1：PPP（ボランティア血漿），未知検体2：臨床検体

2) ヘパリンのAPTTへの影響

実習内容：<u>被検体に既知濃度のヘパリンを加えAPTT値への影響を検討する。</u>

① ヘパリン加血漿の調整

　100単位 / mLのヘパリン溶液を調整する。1000単位 /mLのヘパリンを生理食塩水にて10倍に希釈する。ヘパリン50μLに生理食塩水450μLを加えて100単位 /mL溶液を得る。

ヘパリン溶液の調整

ヘパリン濃度（単位 /mL）	10	5	1	0.5	0（ブランク）
100U/mLヘパリン（mL）	0.1	0.5	0.2	0.5	0
生理食塩水（mL）	0.9	0.5	0.8	0.5	1.0

ヘパリン加血漿の調整

最終ヘパリン濃度（単位 /mL）	1.0	0.5	0.1	0.05	0（ブランク）
上記各調整ヘパリン溶液（μL）	40（20）	40（20）	40（20）	40（20）	0
生理食塩水（μL）	0	0	0	0	40（20）
プール血漿（μL）	360（180）	360（180）	360（180）	360（180）	360（180）

*括弧の数値は半量系

【結果及び考察】

最終ヘパリン濃度（単位/mL）	1.0	0.5	0.1	0.05	0（ブランク）
1回目					
2回目					
3回目					
平均値					

判定：ヘパリンがAPTT値を約２倍延長させる濃度（グラフを作成しグラフから求める。）：

_____ U/mL

C フィブリノゲン定量

実習内容：凝固時間法による血中フィブリノゲンの定量を行う。

【原理】

フィブリノゲン量が充分量存在する場合、一定量のトロンビン添加による凝固時間はそのフィブリノゲン量に比例する（トロンビン時間法）。この方法では血漿中に存在する抗トロンビン因子（ヘパリン・コファクター）の影響は血漿の希釈と多量のトロンビンで無視出来るとされている。希釈血漿に過剰のトロンビンを加えて、フィブリン形成に要する時間からフィブリノゲン量を間接的に求める。検体中の定量に先立ち、既知量のフィブリノゲンを含む血漿を希釈して、種々のフィブリノゲン濃度の血漿を作成し、これらにトロンビンを加えて凝固時間を測定し、検量曲線を作成する。この検量曲線を用いて、検体の凝固時間からフィブリノゲン量を求める。

【材料】

①被検血漿（ボランティアの血漿を用いる）② オーレンベロナール緩衝液（調整済み）③ コアグトロールⅠ（標準曲線作製用血漿）④ ウシトロンビン試薬（1000単位Ca-freeトロンビンをオーレンベロナール緩衝液で100単位にしたもの）⑤専用キュベット ⑥ 凝固測定装置 ⑦ピペット

被検体調整

オーレンベロナール緩衝液で被検血漿を10倍に希釈して、それを検体とする。

（例えば、検体血漿100μLに900μLのベロナール緩衝液を加える）

希釈倍数	被検血漿	ベロナール緩衝液	被検検体希釈血漿
10倍	100μL	900μL	1000μL

ウシトロンビン試薬調整

1000単位トロンビン200μL（100μL）をオーレンベロナール緩衝液1800μL（900μL）で希釈する。

1）検量線の作製

① フィブリノゲン標準血漿（コアグトロールⅠ、1mL用）をベロナール緩衝液で下記の様に希釈し、各々について3回ずつ、凝固時間を測定する。

② 両対数グラフに縦軸を凝固時間、横軸をフィブリノゲン量としてプロットする。

希釈系列

釈系列	フィフィブリノゲン標準血漿	ベロナール緩衝液	（例）標準血漿が 230mg/dLの場合
5倍	400（200）μL	1600（800）μL	460m g／d L
10倍*	5倍希釈液400（200）μL	400（200）μL	230m g／d L*
15倍	5倍希釈液300（150）μL	600（300）μL	153m g／d L
20倍	5倍希釈液200（100）μL	600（300）μL	115m g／d L
25倍	5倍希釈液200（100）μL	800（400）μL	92m g／d L

*10倍希釈血漿のトロンビン時間をもとのフィブリノゲン量とする。*括弧の数値は半量系

【測定方法】

① 凝固計の電源を入れ、温度が37℃になるまで待つ。

② 被検体（10倍希釈したボランティア血漿）又は、標準曲線用検体 200（100）μLを専用キュベットに入れ、加温をスタートさせる。

③ 120秒後、氷水中に保存されていたウシトロンビン（100 単位／mL）100（50）μLを素早く加え、凝固時間を測定する。

④ 測定した凝固時間（秒）を、予め作製した検量曲線からフィブリノゲン濃度に変える。

⑤ 再現性確認のため同一試料で3回の測定を行う。

⑥ トロンビンは酵素であり、失活を防ぐため使用直前に溶解し、氷水中に保つ。

フィブリノゲン定量（トロンビン時間測定手順）
（KC10 等使用の場合）

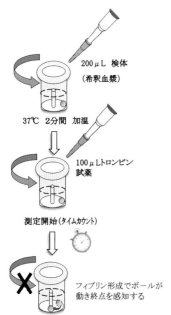

200μL 検体
（希釈血漿）

37℃ 2分間 加温

100μL トロンビン
試薬

測定開始 (タイムカウント)

フィブリン形成でボールが
動き終点を感知する

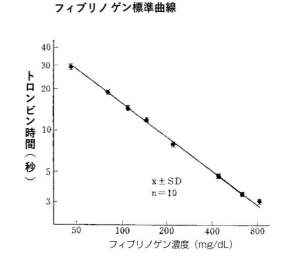

フィブリノゲン標準曲線

x̄±SD
n＝10

縦軸：トロンビン時間（秒）
横軸：フィブリノゲン濃度（mg/dL）

【結果及び考察】
標準曲線と被検体の凝固時間

	5倍	10倍	15倍	20倍	25倍	被検体*
1回目						
2回目						
3回目						
平均値						

*:ボランティア血漿

被検体フィブリノゲン濃度 （mg/dL）

	フィブリノゲン濃度 （mg/dL）
被検体	mg/dL

D 血漿カルシュウム再加時間測定 （APTTの手順で行う）

実習内容：血漿カルシュウム再加時間を測定し、凝固過程におけるカルシウム、血小板の
役割を理解する。

【原理】

クエン酸塩又はシュウ酸塩の抗凝固作用機序は遊離カルシュウムの除去であ
る。従って、これら抗凝固剤を加えて抗凝固して得た血液および血漿は新たな
カルシュウム添加により凝固因子の活性化が進行する。血漿カルシュウム再加
時間はカルシュウムを添加してから凝固するまでの時間をみており凝固カス
ケードの総合的評価に用いられる。

【材料】
①ヒトクエン酸ナトリウム加血（血小板の数が測定値に影響することを確認するため、血
漿は同一個体のＰＲＰとＰＰＰを用いる）、②0.025 M／L塩化カルシュウム溶液　③ガラ
ス試験管

被検体調整

PRP （Platelet Rich Plasma） とPPP （Platelet Poor Plasma） の調整は、PRP
とPPPの調整法 （P11） を参照して調整する。

【測定方法】

① PRPまたはPPP 500μLをガラス製試験管に入れておく。

② 凝固測定機器の専用キュベットにPRPまたはPPP 150（75）μLを入れ120秒加温。

③ 予め加温した25mM $CaCL_2$溶液を150（75）μL加え凝固時間を測定する（各3回）。

④ PPP，PRPのカルシウム再加時間を比較し、それらの差について考察する。

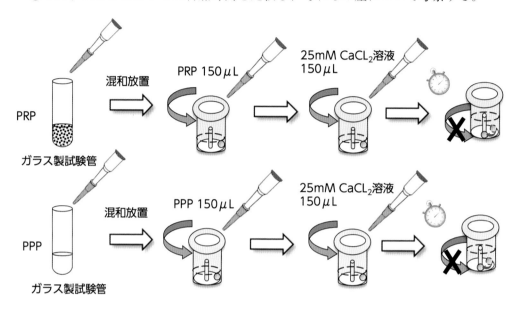

【結果】

	PPP	PRP
1		
2		
3		
平均値		

【考察】

PPPとPRPの凝固時間の違いについて考察する。

【Ⅹ】 血液凝固能に関する実習 ②

A 凝固補正試験

実習内容：<u>凝固異常の未知検体を対象に新鮮血漿、血清、硫酸バリウム吸着血漿を用いて補正試験を行い、低下もしくは欠損している凝固因子あるいは阻害物質の存在を推測する。</u>

> 必要血液量：10mL （クエン酸血:クエン酸1mLと全血9mL）

【原理】補正試験とはある因子の低下、欠損あるいは阻害物質によりPT、APTTなどに凝固異常を呈する検体に低下、欠損している凝固因子を外から補給してその凝固異常が改善されることにもとずく。

試薬：① PT、APTT測定に必要な試薬一式 （前回使用したもの） ② 硫酸バリウム吸着血漿③ 新鮮血漿 （ボランティアの血漿を用いる） ④ 血清 ⑤未知検体（凍結乾燥血漿 2種類、単一の凝固因子を欠損したものを配布）

新鮮血漿の調整

クエン酸血液を3000rpm15分間遠心して得られた上清を用いる。

血清の調整

全血を37℃でインキュベートして凝固させた後、3000rpm15分間遠心して得られた上清を血清として用いる。又は、市販の血清を使用する（どちらを使用するかは、実習時に指示を仰ぐ）。

硫酸バリウム吸着血漿

上記新鮮血漿 1mL に対して硫酸バリウムを200mgの割合で加え、数分間充分攪拌してバリウムに吸着させた後、3000rpm15分間遠心して得られた上清が用いられる。

＊：吸着処理の確認としてＰＴ値の著明な延長が認められれば吸着処理はＯＫとする。

補正試験用検体調整

被検体1容に対して新鮮血漿、血清、硫酸バリウム吸着血漿などを1容加えて1：1としてよく混和したものが検体となる。

【測定方法と考え方】

１）未知検体について、まず、PT、APTTを測定してその異常が外因性か内因性かまたは両方かを推測する。

２）未知検体と新鮮血漿、血清、硫酸バリウム吸着血漿等を等量混和したものを検体として再度PTもしくは、APTTを測定してその異常を特定していく。

例えば、凝固第Ⅹ因子が欠乏した検体Ⅹの場合、PT、APTTでの測定値並びにその補正試験は次のようになる。

	PT	APTT
検体Ⅹ	延長	延長

上記表のように検体ⅩにつきPT，APTTの成績が得られたとすると、この検体Ⅹを下記のように調整して再度PT，APTTを測定する。

	PT	補正判定（PT）	APTT	補正判定（APTT）
検体Ⅹ＋新鮮血漿	正常化	補正された	正常化	補正された
検体Ⅹ＋血清	正常化	補正された	正常化	補正された
検体Ⅹ＋硫酸バリウム吸着血漿	延長	補正されない	延長	補正されない

　◎補正の判定は、凝固時間が半分以上短縮されていれば、補正されたとする。

上記成績から次のように考えて行く

まず、もともとのPT、APTTが共に異常であることから内、外両系の共通部分の異常が考えられる。次に新鮮血漿及び血清中に存在し、硫酸バリウム吸着血漿中に存在しない凝固因子で凝固時間が補正され、硫酸バリウム吸着血漿で凝固時間が補正されなかったと言うことは……

以上の実験成績から第Ⅹ因子の低下が予想されることになり、次に直接的な第Ⅹ因子定量へと検査が進められることになる。

【結果及び考察】
最初のPT、APTTの成績試薬の確認

	PT	APTT
検体Ⅰ		
検体Ⅱ		

	PT	APTT
新鮮血漿		
硫酸バリウム吸着血漿		
血清		

*補正試験は延長した方のみについて行う（検体が足りなくなるので注意）。
ＰＴが延長していれば、次の補正試験はＰＴのみ。

88

補正試験Ⅰ

	PT	補正判定（PT）	APTT	補正判定（APTT）
検体Ⅰ＋新鮮血漿				
検体Ⅰ＋血清				
検体Ⅰ＋硫酸バリウム吸着血漿				

補正試験Ⅱ

	PT	補正判定（PT）	APTT	補正判定（APTT）
検体Ⅱ＋新鮮血漿				
検体Ⅱ＋血清				
検体Ⅱ＋硫酸バリウム吸着血漿				

検体Ⅰについて予想された欠乏因子：＿＿＿＿＿＿＿＿＿＿＿＿

検体Ⅱについて予想された欠乏因子：＿＿＿＿＿＿＿＿＿＿＿＿

　　　（*単一の凝固因子の欠損を前提にして複合因子の欠損はないと仮定する。）

B 凝固因子の定量

実習内容：市販の因子欠乏血漿を用いて凝固因子の定量を行う。

【原理】ある凝固因子が欠乏した血漿にその欠乏している凝固因子が補われれば凝固時間は正常化する。これは補正試験と同じ原理である。欠乏因子が外因系の因子であればPTを用いて、内因系の因子であればAPTTを用いて被検体を補正のソースとして欠乏血漿に添加して凝固時間を測定する。その凝固時間の補正の度合いから因子の活性を求める方法である。

【試薬とその調整】

① PT（Ⅶ因子と共通系因子）、APTT（内因系因子）測定に必要な試薬一式　（前回使用したもの）。

② 因子欠乏血漿（外因 or内因）：蒸留水1mLで溶解して用いる。

③ 凝固因子標準血漿：ボランティア血漿を用いる。

④ 被検体：二種類の検体を提供する。　　*感染には充分注意をする。

標準曲線用検体の調整

因子活性（%）	100	10	1
（凝固因子）標準血漿（μL）	500（標準血漿原液）	50（標準血漿原液）	50（10%標準血漿原液）
ベロナール緩衝液（μL）	0	450	450

被検体及び標準曲線用検体（*上記各希釈標準曲線用検体を用いる）の調整

外因系因子定量の場合：ベロナール緩衝液で10倍に希釈（被検体100μLにベロナール緩衝液900μL）

内因系因子定量の場合：ベロナール緩衝液で5倍に希釈（被検体200μLにベロナール緩衝液800μL）

【測定方法】
外因系因子
① 専用キュベットに因子欠乏血漿100（50）μLに10倍希釈調整した被検体または標準曲線用検体100（50）μLを加えて37℃、2分間インキュベーションを行う。
② PT試薬200（100）μLを加えると同時に測定を開始する。
③ 標準曲線用検体の値から片対数グラフ用紙を用いて横軸に凝固因子活性%をとり縦軸に凝固時間 秒をとって標準曲線をプロットする。
④ 被検体の凝固時間をグラフから凝固因子活性を読み取る。

内因系因子
① 専用キュベットに因子欠乏血漿100（50）μLに5倍希釈調整した被検体または標準曲線用検体100（50）μL及びAPTT試薬100（50）μLを加えて37℃、2分間インキュベーションを行う。
② 予め37℃に加温した0.025moL/L塩化カルシュウム溶液100（50）μLを加えると同時に測定を開始する。
③ 標準曲線用検体の値から片対数グラフ用紙を用いて横軸に凝固因子活性%をとり縦軸に凝固時間 秒をとって標準曲線をえがく。
④ 被検体の凝固時間をグラフから凝固因子活性を読み取る。

*括弧は、半量系

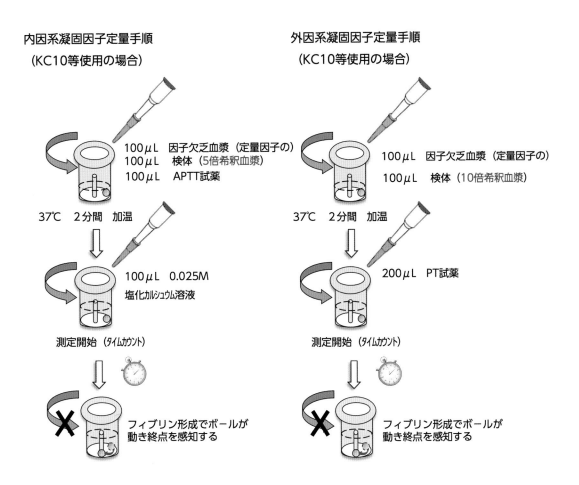

内因系凝固因子定量手順
（KC10等使用の場合）

100μL　因子欠乏血漿（定量因子の）
100μL　検体（5倍希釈血漿）
100μL　APTT試薬

37℃　2分間　加温

100μL　0.025M
塩化カルシウム溶液

測定開始（タイムカウント）

フィブリン形成でボールが
動き終点を感知する

外因系凝固因子定量手順
（KC10等使用の場合）

100μL　因子欠乏血漿（定量因子の）

100μL　検体（10倍希釈血漿）

37℃　2分間　加温

200μL　PT試薬

測定開始（タイムカウント）

フィブリン形成でボールが
動き終点を感知する

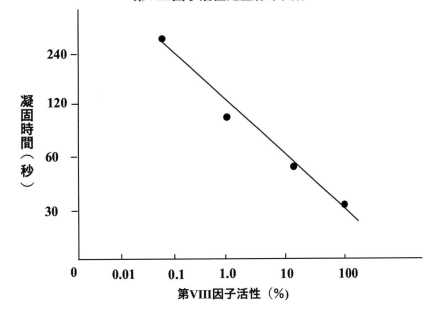

第VIII因子活性定量標準曲線

凝固時間（秒）

240

120

60

30

0　　0.01　　0.1　　1.0　　10　　100

第VIII因子活性（％）

【結果及び考察】

標準曲線			
外因系因子活性（％）	100	10	1
1回目			
2回目			
平均値			

内因系因子活性（％）	100	10	1
1回目			
2回目			
平均値			

被検体

	外因系		内因系	
	被検体1	被検体2	被検体1	被検体2
1回目（秒）				
2回目（秒）				
平均値				
凝固因子活性（％）				

【XI】血液凝固系に関する実習③

A クロスミキシングテスト

実習内容：凝固異常の未知検体を対象にクロスミキシングテストを行い、凝固因子欠乏と抗凝血素の場合の補正試験への影響の違い（上に凸または、下に凸）を理解する。

> 必要血液量：10mL（クエン酸血：クエン酸1mLと全血9mL）

【原理】 各未知検体（凝固因子欠乏又は抗凝血素を含んだ血漿）と正常血漿を1：0、0.75：0.25、0.5：0.5、0.25：0.75、0：1の割合で混合してＡＰＴＴを用いた補正試験を行うと、凝固時間の変化の推移が凝固因子欠乏と抗凝血素の場合で異なる。反応時間で経時的にみると凝固因子欠乏であれば下に凸、抗凝固素が存在する場合は上に凸に凝固時間が変化することから凝固時間延長の原因を推測できる。

試薬：① APTT測定に必要な試薬一式 （前回使用したもの）②未知検体1（凝固因子欠乏又は抗凝血素を含んだ血漿をそれぞれ配布）③未知検体2（凝固因子欠乏又は抗凝血素を含んだ血漿をそれぞれ配布）④正常新鮮血漿（ボランティア血漿）

新鮮血漿の調整

クエン酸血液を3000rpm15分間遠心して得られた上清を用いる。

クロスミキシングテスト用検体調整

以下のように調整する。

未知検体と正常血漿の比率	1：0	0.75：0.25	0.5：0.5	0.25：0.75	0：1
未知検体1＋正常血漿	100μL＋ 0μL	90μL ＋30μL	60μL＋ 60μL	30μL＋ 90μL	0μL＋ 100μL
未知検体2＋正常血漿	100μL＋ 0μL	90μL＋ 30μL	60μL＋ 60μL	30μL＋ 90μL	0μL ＋100μL

【測定方法】

1） 各未知検体と正常血漿とを様々な比率で混合したものを15分間又は120分間37℃で加温する。
2） それぞれについて、各2回づつAPTTを測定する。
3） 各測定値の平均値をグラフ（縦軸：APTT、横軸：検体混合の比率）にプロットする。

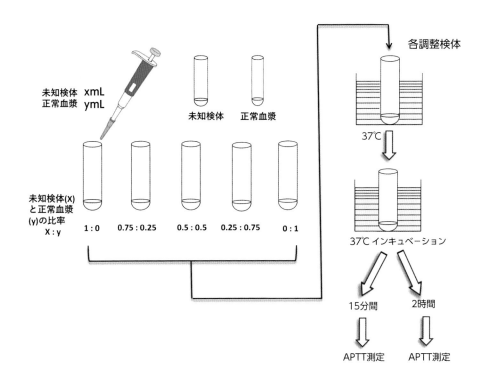

未知検体 xmL
正常血漿 ymL

未知検体　　正常血漿

各調整検体

37℃

37℃ インキュベーション

未知検体(X)
と正常血漿
(y)の比率
X：y

1：0　　0.75：0.25　　0.5：0.5　　0.25：0.75　　0：1

15分間　　2時間

APTT測定　　APTT測定

【結果及び考察】

	APTT
未知検体1	
未知検体2	

37℃15分	100μL +0μL	90μL +30μL	60μL+60μL	30μL+ 90μL	0μL+ 100μL
未知検体1+ 正常血漿					
平均					
未知検体2+ 正常血漿					
平均					

37℃2時間	100μL +0μL	90μL +30μL	60μL +60μL	30μL+ 90μL	0μL+ 100μL
未知検体1+ 正常血漿					
平均					
未知検体2+ 正常血漿					
平均					

*得られたデータを縦軸にAPTT、横軸に検体の調整率をとってグラフ化してカーブが
上に凸か、下に凸か判定する。

【XII】 血小板に関する実習

実習内容：血小板数の目視及び血小板機能検査として出血時間、毛細管抵抗試験、血小板
粘着能、凝集能を行い止血機構における血小板の役割を理解する。

必要血液量：24mL（（EDTA血2mLを2本、クエン酸血20mL）

A 血小板数 の目視 Brecher-Cronkite法

【原理】
1）直接法の一つで、希釈液により赤血球を溶かすことで血小板を数えやすくしている。
2）位相差顕微鏡（透過型顕微鏡ではコンデンサーを調整して観察）で、血小板の同定が
　　容易になる。

器具と薬品
赤血球用メランジュール、Burker－Turk 式血球計算板、カバーガラス、希釈液*（1％
シュウ酸アンモニウム、使用時に作製、1gシュウ酸アンモニウムを100mL蒸留水に溶解
する）　　　*：調整済み

メランジュールによる操作

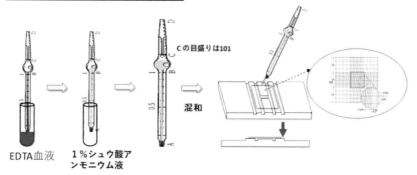

ピペッターによる操作

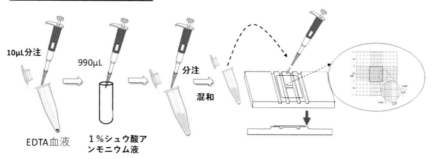

【測定方法】

メランジュールを用いる場合

1. 赤血球用メランジュールで血液を目盛り0.5迄正確に吸引する。

2. メランジュールの外側についた血液はぬぐい去る。

3. 希釈液を吸いたし、正確に目盛り101に合わせる（100倍希釈）。

ピペッターを用いる場合

1. マイクロチューブ等にピペッターで血液10μLを取る。

2. ピペッターで希釈液を990μL取って、上記マイクロチューブに分注する。

3. 泡立てないように充分混和する。

4. メランジュールの場合は約200回振ってよく混合する。初めの数滴を捨ててから、計算室の溝に溢れない程度に充分入れる。

5. 乾燥しないように保存しながら、血小板が底に沈むまで15分間静置。

6. 中区画を5個数え、合計を5000倍すれば1μL中の血小板数が得られる。

計算方法：血小板の場合算定方法は以下のようになる。

血液は100倍希釈されている。中区画は、縦横0.2mmで、深さが0.1mmであるので中区画の容積は、$0.2 \times 0.2 \times 0.1 = 0.004 mm^3$となり、これを5つカウントしたので$0.004 \times 5 = 0.02 mm^3$となる。これを1$\mu$Lに換算すると$1 \div 0.02 = 50$となる。従って、中区画5つの合計に5000（血液希釈倍数と1μLへの換算数：100×50）を掛けた値が血液1μLの血小板の数になる。

【結果】

中検区画No	1	2	3	4	5	合計
カウント数1						
カウント数2						
カウント数3						
カウント数4						
カウント数5						
平均						
標準偏差						
CV						

血小板数：合計 × 5000 = 　　　　／μL血液

参考：塗抹標本による血小板数

本法は簡便法の一つで血小板は引き始め、引き終わり、辺縁部に集中する傾向がある。小さいので見えにくいが、辺縁部を含めて広く観察し、赤血球300個当り10〜20個であることを確認する、この範囲を出ていれば、異常が疑われるので精密な測定が必要とされる。

B 血小板機能検査

1. 出血時間（Bleeding Time）
皮膚を穿刺してわき出す血液を30秒ごとに濾紙に吸い取り、血液がつかなくなるまでの時間を測る。これに関係する主な因子は、血小板数・血小板機能・細い血管とその周囲組織の形質で、多少は血漿凝固因子や組織因子も関係する。出血時間の延長があるときには、血小板または毛細血管の異常がもっとも疑われる。現在ではDuke法とIvy法が一般的である。わが国ではDuke法が広く使われているが、鋭敏度ではIvy法に劣る。またIvy法をさらに標準化したtemplate Ivy法がある。実習では簡便なDuke法で行う。

［1］Duke法
器具と薬品：①皮膚穿刺針またはメス、②消毒用エタノール綿、③濾紙（円形または短冊形）、④時計

【実施法】
① 班内でペアを組んで相互が被検者、実施者となる。
② 耳垂をエタノール綿で消毒し、乾くのを待って消毒済みのメスまたは穿刺針で、耳垂中央付近の部位を穿刺する。
③ 穿刺したらすぐ時計をスタートさせ、自然にわき出る血液を原則的には30秒ごとに濾紙に吸い取るが同じ穿刺をしても毛細血管の分布、形質に個人差がある為、血液が滴り落ちる場合もあるので濾紙に吸い取るとき、血滴に軽く触れるようにして拭き取ったり、皮膚をこすったりしなければ血液を吸い取る時間間隔は30秒とは限らない。
④ 血液が濾紙につかなくなったら、30秒単位（切り上げ）で止血に要した時間を記録する。例：3分16秒で止血した場合は3分30秒となる。
⑤ 10分経っても止血せぬときは、10分以上と判定して、そこで中止してよい。

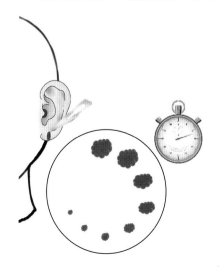

Duke法による出血時間

出血時間測定に使用したろ紙：止血に伴い、ろ紙に吸い取られる血液斑が小さくなっている。

【結果】

出血時間　　（　　分　　秒）

被検者

判定参考

結果の判定

1）Dukeは基準値を1〜3分としたが、穿刺時から1分というのは短か過ぎ、穿刺の仕方が悪かったと考える。2〜3分ぐらいが多く、5分までは正常とみる。性差はないが、加齢により短縮の傾向がある。

2）5〜10分を軽度延長とし、10分後の血液斑の大きさが最大時の半分程度を中等度延長、最大時と大差なければ高度延長とする。

3）次の状態では出血時間が延長し、あるいは延長することがあり重要な検査所見となる。

a）血小板数の減少：特発性血小板減少性紫斑病、急性白血病、再生不良性貧血、その他

b）血小板無力症などの血小板機能低下症

c）本態性血小板血症などの骨髄増殖性疾患：血小板の機能低下によると考えられる

d）von Willebrand病

e）毛細血管壁の障害：狸紅熱（しょうこうねつ）などの感染症、化学物質やヘビ毒による中毒、血管アレルギー

Ivy法では、上肢にマンシェットで中間血圧を加圧し、一定の深さ、長さの穿刺が可能な器具を用いて穿刺を行い同様に止血までの時間を計測する。

2. 毛細管抵抗試験

皮膚の毛細血管に内圧を加え、あるいは外部から陰圧を加えて、毛細血管壁の抵抗性（逆の言いい方をすれば脆弱性）を検査する方法である。

毛細血管に内圧を加えるのを陽圧法、外部から陰圧を加えるのを陰圧法という。前者の代表はRumpel-Leedeのうっ血試験で、操作は簡単だが大まかな検査であり、短時日のうちに反復することができない。陰圧法は微細な変化を追うのに都合がよいけれども、特殊な器具を要する点で不便である。実習では陽圧法を行う。

器具 ①血圧計、②聴診器、③時計

【実施手技】

1）班より1名が被検者となり、上腕に血圧計のマンシェット（cuff）を巻き、血圧を測る。

2）最高血圧と最低血圧との中間あたりの圧をマンシェットにかけ、そのまま5分おく。　*注意：血圧の高い人でも90〜100mmHgかければ十分である。

3）時間がきたら圧を去り、2〜3分後に、前腕から手にかけて点状皮下出血が出ていないか観察する。

【結果及び考察】

	認めない（陰性）	数個認める（陽性）	顕著に認める（強陽性）
点状皮下出血（被験者１）			
点状皮下出血（被験者2）			
点状皮下出血（被験者3）			

参考：結果の判定

    1）マンシェットに按してそのすぐ遠位部に出る点状皮下出血は、健康者にもしばしばみられるから数えない。

    2）Leedeは、かなり多数の点状皮下出血が出たら陽性とするとの漠然とした表現しか使っていない。これが現実に即した判定かもしれない。

    3）10程度のものは健康者にもかなりあるので、10以上をいちおう異常とみるべきである。しかし、健康者である可能性を否定できない。

3．血小板停滞率の試験

実習内容：Salzman（1963年）法による血小板停滞試験を行い血小板停滞率を算出する。

血小板停滞試験（ Platelet retention test Hellem 1960年）またはSalzman（1963年）の法、あるいはその変法による。以前本法は血小板粘着能と呼ばれていたが原理的に血小板の停滞率を見ているのでそう呼ばれており、別の方法を用いた血小板粘着能と区別される。コラーゲンをコーティングした小さなガラス玉又はポリエチレンビーズを詰めた管に、静脈血を直接（Salzman法）あるいはクエン酸ナトリウムを加えた静脈血（HellemⅠ法）を一定の速度で通し、出てきた血液中の血小板数を、もとの血液中の血小板数と比較する。これには、血小板の粘着だけでなく、血小板の凝集能も関係すると考えられる。ヘマトクリット値30～40％以下の血液ではよい成績が得られないといわれる。

器具 ①ガラス玉（または膠原被覆プラスチック玉）を詰めた管（プラビーズカラム）②定吸引ポンプ

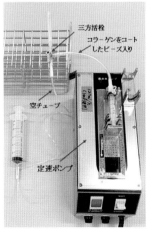

血小板停滞率測定器具と機器

【実施手技】
　① 班より一名が被検者となる。
　② ビーズカラムチューブとビーズの入っていないチューブをそれぞれ三方活
　　　栓に接続し、各チューブの端に注射器を接続する。
　③ 三方活栓の残りの入力口に注射針（20G）を付けて三方活栓の栓切り替
　　　えノブで注射針とビーズの入っていないチューブを開口しビーズカラム
　　　チューブを定速吸引ポンプに取り付ける。
　④ 通常の方法で2.0mL採血したら、コックを切り替えて定速吸引ポンプをス
　　　タートさせ、採血する。
　⑤ 得られた各血液をEDTA採血管に分注し血小板数を自動血球測定器で測定
　　　する。下式より血小板停滞率を算出する。

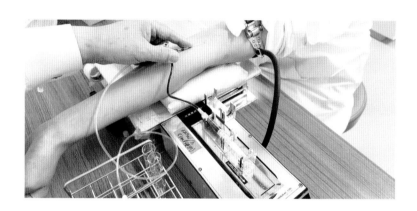

血小板停滞率測定の実例（ビーズの入ったチューブを通して血液が採取されている様子）

【結果及び考察】

	ビーズなしチューブ通過後（A）	ビーズカラムチューブ通過後（B）
血小板数		

$$血小板停滞率（\%）＝\frac{A-B}{A}×100$$

血小板停滞率（%）

被検者

参考：停滞率の低下：生体法での低下の場合と同様、そのほかに本態性血小板血症、尿毒
　　　症、肝硬変症、慢性関節リウマチ、心臓発作または脳卒中の直後、手術後など。
　　　停滞率の上昇：凝固能亢進状態、経口避妊薬使用時、運動時、糖尿病、摘脾後など。

4. 血小板凝集能測定 （PRP（Platelet Rich Plasma）を用いた方法）

実習内容：健常人の血液を用いた血小板凝集の測定並びに血小板機能抑制物質による血小板凝集阻害作用の検討

【原理】

ある種の病態または生理的状況下で血小板は種々の凝集惹起物質により血小板同士が結合する反応（これを血小板凝集という）を示す。血小板凝集能は血小板粘着能と同様に重要な血小板機能の一つである。これを富血小板血漿に凝集惹起物質を添加して試験管内で再現するのが、ＰＲＰを用いた血小板凝集で、凝集によって生ずるPRPの赤外光透過率の変化やインピーダンスの変化を経時的に記録することで血小板凝集能を測定する。

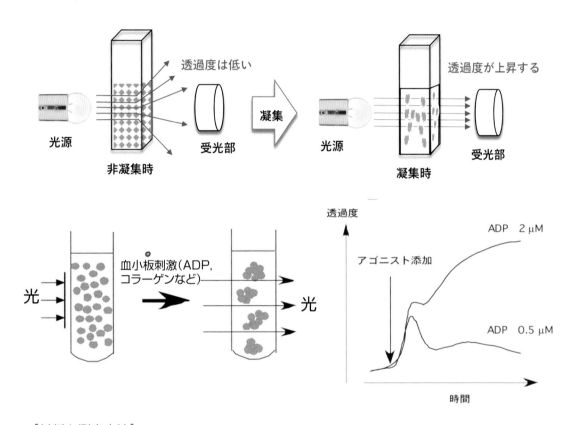

【材料と測定方法】

①クエン酸加血液 ②アデノシンジフォスフェイト（ADP）③ウシ腱コラーゲン混濁液
④血小板凝集計 ⑤酢酸緩衝液 ⑥生理食塩水 ⑦アスピリン（アセチルサリチル酸）

［実習内容］ １）健常人を対象にしたＡＤＰ凝集とコラーゲン凝集
　　　　　　 ２）阻害剤の影響 （アスピリン）

⑴健常人を対象にした血小板凝集

【凝集惹起物質調整】
① ＡＤＰ：1mM　ＡＤＰストック液からトリス塩酸緩衝液（Ca⁺⁺フリー）で調整する。
　　　　　100μLの1mM　ADPに900μL緩衝液を加えて0.1mM溶液を得る。
　　　　　下表に従って各濃度に調整する。

[ADP溶液調整]

*ADP最終濃度（μM）	10	5	2	1
ADP使用濃度（μM）	100	50	20	10
0.1mM ADP溶液　μL	－	250	100	50
トリス緩衝液（Ca++フリー）　μL	－	250	400	450

　＊：凝集惹起物質は測定系により最終的に10倍希釈される。

② コラーゲン：1mg/mL濃度のコラーゲン25μLに225μL緩衝液（SKFバッファー）を
　　　　　加え て0.1mg/mL溶液を得る。下表に従って各濃度に調整する。

[コラーゲン溶液調整]

*コラーゲン最終濃度（μg/mL）	10	5	2	1
コラーゲン使用濃度（μg/mL）	100	50	20	10
0.1mg/mLコラーゲン溶液　μL	－	60	30	20
トリス緩衝液　μL	－	60	120	180

＊：凝集惹起物質は測定系により最終的に10倍希釈される。

　　③リストセチン：12.5mg/mLストック液をそのまま用いる。

【被検体調整】
　　PRPとPPP（Platelet Poor Plasma）の調整は、クエン酸加血を20℃、1000rpmで10分
　間遠心し、得た上清（上清は赤血球の沈澱より1mm以上、上の部分をスポイトで吸い
　取る、吸い取る時、赤血球が舞い上がりやすいので注意すること）がPRPである。
　　このPRPを採取した後の沈澱を4℃、3000 rpmで10分間遠心し、得た上清（上清は
　赤血球の沈澱より1mm以上、上の部分をスポイトで吸い取る）がPPPである。

【測定手技】
　　1）血小板凝集計、プリンター、パソコンの電源を入れ、凝集能測定プログラム
　　　を起動する。
　　2）血小板凝集計の測定部のPPPと書かれた場所に、180μLの検体PPPの入った
　　　キュベットを挿入する。
　　3）測定部のPRPと書かれた場所に、1分間程度の間隔をおいて180μLの検体
　　　PRPとスターラー・バーの入ったキュベットを各チャンネルにセットしてプ
　　　レインキュベーションを開始する。

4）プレインキュベーション終了のブザーが鳴ったチャンネルに凝集惹起物質を
　　20μL添加する。 *専用ピペッターのチップはその都度交換する。
5）凝集惹起物質を加えてから約10分間記録される。
6）データーをセーブしてプリントアウトする。
7）スターラーバーを回収する。

【結果及び考察】

血小板凝集パターンのグラフより各濃度における最大凝集率を記録する。

血小板凝集パターン例

ADP 惹起血小板凝集の一例

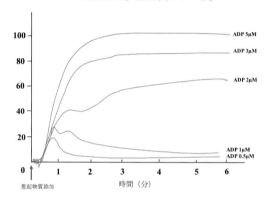

Collagen 惹起血小板凝集の一例

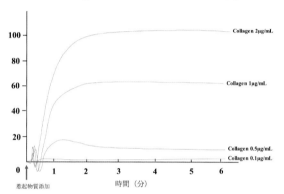

ADP凝集

*ADP最終濃度（μM）	10	5	2	1
最大凝集率 %				
凝集パターン				

　　*：凝集惹起物質は測定系により最終的に10倍希釈される。

コラーゲン凝集

*コラーゲン最終濃度（μg/mL）	10	5	2	1
最大凝集率 %				
**ラグタイム				

　*：凝集惹起物質は測定系により最終的に10倍希釈される。

　**：コラーゲンを加えてから凝集が惹起されるまでの時間

リストセチン凝集

*リストセチン最終濃度（mg/mL）	1.25
最大凝集率 %	

　*：凝集惹起物質は測定系により最終的に10倍希釈される。

(2)抗血小板剤の影響

実習内容：上記健常人を対象としたADP、コラーゲン凝集で、解離せず二次凝集を惹起させる濃度（一濃度でよい）のADP、コラーゲンを用いて血小板凝集阻害物質の影響を調べる。

血小板凝集阻害物質：アスピリン（シクロオキシゲナーゼ系阻害）

【方法】

1）アスピリン調整

100mMアスピリン原液と100mMアスピリン原液20μLに生理食塩水180μLを加えて10倍希釈した10mMアスピリン溶液をそれぞれ、使用濃度100mM,10mM溶液として用いる。

（1）測定自体は上記方法と同様に行うが、阻害剤の影響をみる為、PRPを160μLに変更し、20μLの阻害剤を加えて5分間、凝集計測定部でインキュベーションを行う。尚、阻害剤の変わりに生理食塩水を20μLL加えたものをコントロールとする。

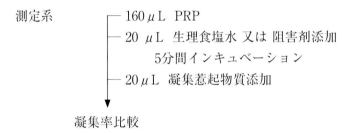

*血小板凝集阻害剤濃度は次の濃度を用いる。阻害剤の最終濃度は使用濃度の10分の1になる。　最終阻害剤濃度：10mM、1mM

（2）各阻害物質を加えた時のADP、コラーゲン凝集の最大凝集率をコントロールと比較する。

【結果及び考察】

	コントロール	アスピリン（10mM）	アスピリン（1mM）
ADP（％）			
阻害率（％）			
コラ-ゲン（％）			
阻害率（％）			

$$阻害率（％）= \frac{コントロールの最大凝集率 － アスピリン添加系の最大凝集率}{コントロールの最大凝集率} \times 100$$

【ⅩⅢ】凝固線溶阻害因子・凝固線溶系 分子マーカーに関する実習

A アンチトロンビン（Antithrombin Ⅲ，AT-Ⅲ）測定

実習内容：<u>血漿アンチトロンビンⅢの測定及びその臨床的意義を理解習得する。</u>

> 必要血液量：15mL（クエン酸血15mL（駆血前：10mL，駆血後：5mL））

（臨床的意義）

アンチトロンビンは、凝固反応に関わるXaやトロンビンなどのセリンプロテアーゼと反応して、１対１の複合体を形成し、凝固反応を制御するたいへん重要な生理的セリンプロテアーゼインヒビターです。ヘパリンは、アンチトロンビンに結合してアンチトロンビンの抗トロンビン活性を約1000倍も増強します。アンチトロンビンが完全に欠損した個体は、致死的となって生まれてこないことが報告されている。アンチトロンビンの分子上、ヘパリン結合ドメインはN端に、トロンビンとの反応部位はC端にあるので、ヘテロ接合体のアンチトロンビン分子欠損症以外に、ヘパリン結合ドメインあるいはトロンビンとの反応部位 に分子構造異常を示すアンチトロンビン分子異常症も報告されている。アンチトロンビンの欠損ないし分子異常は、静脈血栓症の発症要因となる。 また、肝硬変では産生の低下により、DICでは消費により血中のアンチトロンビン値が減少する。

【測定原理】

血漿に一定過剰量のトロンビンを添加すると、加えたトロンビンは血漿中に存在するアンチトロンビンの活性量に依存して失活する。この残存トロンビン活性を合成基質を用いて比色定量する。残存するトロンビン活性はアンチトロンビン活性量に反比例することになる。

検体（アンチトロンビンⅢ）に、アンチトロンビンⅢの抗ファクターXa作用を速効化させるヘパリンを加え複合体〔アンチトロンビンⅢ・ヘパリン〕とし、これに一定過剰量のファクターXaを加えて反応させると複合体〔アンチトロンビンⅢ・ヘパリン〕はその量に応じてファクターXaと結合し、活性のない複合体〔アンチトロンビンⅢ・ヘパリン・ファクターX 〕を形成します。これに基質を加えると残存ファクターXaにより基質が分解されp-ニトロアニリンが遊離します。ファクターXaの残存活性は検体中のアンチトロンビンⅢ活性を反映する。

> アンチトロビンⅢ(血漿中)＋ヘパリン・トリス緩衝液(アンチトロビンⅢ・ヘパリン複合の体形成)→ アンチトロビンⅢヘパリン複合体＋ファクターXa(一定過剰量)→アンチトロビンⅢ・ヘパリン・トロンビン複合体＋ファクターXa(残存)→ ファクターXa(残存)＋基質ペプチド→p－ニトロアニリン（発色）

【材料】
　　① 検体血漿（ボランティア血漿）A（駆血前）、　B（駆血後）②活性化X因子ヘパリン・トリス緩衝液（調整済み）③検量線用標準血漿（プール血漿　配布します）④基質液（調整済み）⑤プラスチック試験管⑥ピペット⑦分光光度計⑧対数グラフ

検体調整
　　被検者上肢より3.14％クエン酸ナトリウムを用いて10mL採血を行い、引き続き上肢を5分間駆血してうっ血させる。同様に採血（5mL）を行い、駆血前後のサンプルを2つ得る。3000rpm10分間の遠心分離で血漿を得る。駆血前を検体A、駆血後を検体Bとする。

　　それぞれの血漿1.2μLをそのまま希釈せずに最終調整済の検体A、Bとする。

標準曲線用検体の調整法
　　正常血漿を下の表に従い希釈して混和し、標準曲線用検体とします。

アンチトロンビンⅢ活性（％）	正常血漿（μL）	ヘパリントリス緩衝液（μL）
25	50	150
50	100	100
75	100％と50％調整溶液から各50	0
100	200	0

【測定法】
　　① 氷水中保存の試料または標準曲線用試料1.2μLをそれぞれ96穴プレートに分注する（2連行う）。
　　② F-Xa・ヘパリン緩衝液135μLを加え、混和し、37℃で正確に5分間加温します。
　　③ 基質液を20uL加え、混和し、37℃で正確に1分間加温します。
　　④ 反応停止液（クエン酸）を100μL加え、反応を停止させる。
　　⑤ よく混和して、水を対象として405nmでの吸光度をプレートリーダーで測定し、あらかじめ作製した検量線から試料中のアンチトロンビンの活性を求める。

操作ステップ	
試料（または標準曲線用試料）	1.2μL
F-Xa・ヘパリン緩衝液	135μL
混和し、37℃で正確に5分間加温します。	
基質液	20μL
混和し、37℃で正確に1分30秒間加温します。	
反応停止液	100μL
比色定量	混和して、水を対象として405nmでの吸光度を測定し、あらかじめ作製した検量線から試料中のアンチトロンビンⅢの活性を求める。

アンチトロンビン測定手技（合成基質法）

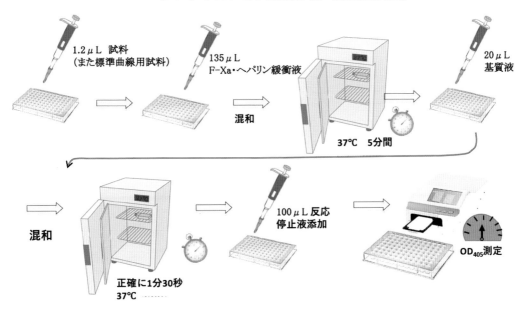

アンチトロンビン標準曲線

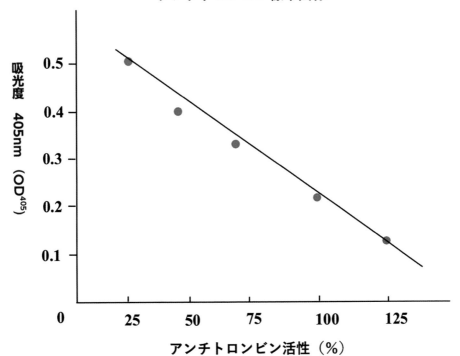

【結果】

標準曲線及び検体

アンチトロンビンⅢ（％）	25	50	75	100	検体A	検体B
1（OD$_{405}$nm）						
2（OD$_{405}$nm）						
平均値						

検体

	アンチトロンビンⅢ（％）
検体A（駆血前）	
検体B（駆血後）	

【考察】

・検体AとBに差が認められた場合、また、認められなかった場合、その原因を考察せよ。

・アンチトロンビンⅢ活性の低下は生体での止血機構においてどの様な影響を及ぼすのか。

・アンチトロンビンⅢ活性の低下を呈する疾患にはどの様なものがあるか。

・生理的な阻害剤として測定される因子にはアンチトロンビンⅢ以外どの様なものがあるか。

・アンチトロンビンⅢ活性の測定には実習で用いた方法以外にどの様な方法があるか。

B 活性化第Ⅹ因子インヒビター（Factor-Xa Inhibitor）測定

実習内容：血漿活性化第Ⅹ因子インヒビターの測定及びその臨床的意義を理解習得する。

必要血液量：4mL（クエン酸血4mL）

【臨床的意義】

　活性化第Ⅹ因子インヒビター（その主体はアンチトロンビンⅢ）は、凝固反応に関わる活性化第Ⅹ因子（F-Xa）と反応して、1対1の複合体を形成し、F-Xa活性を制御するたいへん重要な生理的セリンプロテアーゼインヒビターである。その主体はアンチトロンビンⅢといわれており、ヘパリンによるアンチトロンビンⅢ活性の促進において、抗トロンビン作用と抗Xa作用はヘパリンの分子量により異なる。未分画ヘパリン（分子量が大きい）は主に抗トロンビン作用を増強し、低分子ヘパリンは主に抗Xa作用を増強するといわれている。臨床においてはトロンビンを阻害するよりも活性化第Ⅹ因子を阻害した方が出血の危険性が低いことから、低分子ヘパリンの投与が注目されている。

　臨床検査では通常、活性化第Ⅹ因子インヒビターとアンチトロンビンⅢを別々に測定することはなく、どちらかを測定すれば臨床的意義は同等である。

【測定原理】

血漿に一定量の活性化X因子を添加すると、加えた活性化X因子は血漿中に存在する活性化第X因子インヒビターの活性量に依存して失活する。この残存している活性化X因子活性を合成基質を用いて比色定量する。残存する活性化第X因子活性は活性化第X因子インヒビター活性量に反比例することになる。

活性化第X因子インヒビター（血漿中）＋ヘパリン・トリス緩衝液（活性化第X因子インヒビター・ヘパリン複合の体形成）→ 活性化第X因子インヒビターヘパリン複合体＋活性化第X因子（一定過剰量）→ 活性化第X因子インヒビター・ヘパリン・活性化第X因子＋活性化第X因子（残存）→ 活性化第X因子（残存）＋基質ペプチド→p－ニトロアニリン（発色）

【材料】

①ヒト正常血漿（下記の検体調整に従って調整したもの）②ヘパリン・トリス緩衝液（調整済み）③検量線用標準血漿（正常人凍結血漿　配布します）④ウシ活性化第X因子溶液（5単位/mLをそのまま用いる）⑤発色性合成基質（S-2222, 0.3μM溶液）⑥反応停止液（20%酢酸）⑦ピペット ⑧分光光度計 ⑨対数グラフ ⑩プラスチック試験管

検体調整

被検者上肢より3.14%クエン酸ナトリウムを用いて1.8mL採血を行い、引き続き上肢を5分間駆血してうっ血させる。同様に採血を行い、駆血前後のサンプルを2つ得る。3000rpm10分間の遠心分離で血漿を得る。駆血前を検体A、駆血後を検体Bとする。それぞれの血漿100μLにヘパリン緩衝液1.9mLを加えて混和する（一次希釈）。それぞれの混液100μLにヘパリン緩衝液0.9mLを加えた（二次希釈）ものを最終調整済の検体A、Bとする。

標準曲線用検体の調整法

2回に分けて希釈調整する。

①一次希釈

正常血漿 100μL にヘパリントリス緩衝液 1.9 mL を加え混和し、一次希釈正常血漿とする。

②二次希釈

一次希釈正常血漿を下の表に従い更に希釈して混和し、二次希釈正常血漿とする。これを検量線作製用試料とする。

活性化第X因子インヒビター活性（%）	一次希釈正常血漿（μL）	インヒビター活性100%血漿（μL）	ヘパリントリス緩衝液（mL）	希釈倍率
100	100	-	0.9	1/200
25	-	100	0.3	1/800

【測定法】

① 氷水中保存の試料または二次希釈正常血漿200μLを試験管中に入れ、2分間37℃で加温する。

② ウシ活性化第X因子溶液 （5単位/mL） 100μLを加え混和し、37℃で1分間加温します。

③ 基質液を200μL加え、混和し、37℃で正確に90秒間加温します。

④ 反応停止液（20%酢酸）を300μL加え、反応を停止させる。

⑤ よく混和して、水を対照として405nmでの吸光度を測定し、あらかじめ作製した検量線から試料中のア活性化第X因子インヒビターの活性を求める。

操作ステップ	
試料（または二次希釈正常血漿）	200μL
活性化第X因子溶液	100μL
混和し、37℃で1分間加温します。	
基質液	200μL
混和し、37℃で正確に90秒間加温します。	
反応停止液	300μL
比色定量	混和して、水を対照として405nｍでの吸光度を測定

【結果】

標準曲線及び検体

活性化第X因子インヒビター活性（%）	25	100	検体A	検体B
1 （OD_{405}nm）				
2 （OD_{405}nm）				
平均値				

検体

	活性化第X因子インヒビター活性（%）
検体A （駆血前）	
検体B （駆血後）	

【考察】

・検体AとBに差が認められた場合、また、認められなかった場合、その原因を考察せよ。

・活性化第X因子インヒビター活性の低下は生体での止血機構においてどの様な影響を及ぼすのか。

・活性化第X因子インヒビター活性の低下を呈する疾患にはどの様なものがあるか。

・活性化第X因子インヒビター活性の測定には実習で用いた方法以外にどの様な方法があるか。

C 複合因子の測定（トロンボテスト）

実習内容：<u>複合因子測定（トロンボテスト）の測定法及び抗凝固療法の臨床的意義を理解</u>
　　　　　<u>習得する。</u>

【臨床的意義】
　心筋梗塞、肺塞栓症に代表されるように循環器系疾患に対しては抗凝固療法が行われ
る。抗凝固療法にはトロンビンを始めとして凝固能を低下させる方法と、血小板機能
を低下させる方法がある。前者において、広く用いられているのが経口抗凝固薬であ
るワルファリンの服用である（ワルファリン療法）。ワルファリンは、ビタミンKと
構造が似た物質で、肝臓でのビタミンKによる、ビタミンK依存性凝固因子のγカル
ボキシル化（グルタミン酸にカルボキシル基が一つ余分に付く反応）の反応を拮抗阻
害し、カルシュウム結合能を持たない、不完全な構造の凝固因子、すなわちPIVKA
（protein induced by vitamin K absence and/or antagonist）を生成させることによ
り凝固能を低下させるのである。複合因子測定（トロンボテスト）はPIVKAの凝固
阻害作用に感受性があるため、ビタミンK依存性凝固因子活性の低下とPIVKAの凝固
阻害作用を反映する。プロトロンビン時間（PT）では、II、VII、IX、X因子のうち
IX因子の変化を検出できないので、これら4因子のすべてを包括したワルファリン療
法のモニター検査法として複合因子測定（トロンボテスト）が開発された。

【材料】
① 正常血漿：ボランティアの血漿を用いる。②硫酸バリウム ③複合因子測定試薬（調整
　した試薬を-80℃保存してあるので用時、37℃で解凍してそのまま用いる。試薬の組
　成は吸着血漿にウシ脳由来組織トロンボプラシチンとカルシュウムが含まれる。④ス
　トップウォッチ

【方法】
1) 検体調整
　　吸着血漿を2種類作る。硫酸バリウム200mgが入った試験管2本に正常新鮮血漿を1mL
　ずつ分注する。一つは1～2分間、もう一方は10分間ほど充分攪拌してバリウムに吸着
　させる。両方の試験管を3000rpm10分間遠心して得られた各上清を検体として用い
　る。
2) 試薬調整
　　複合因子測定試薬 （ウシ脳由来組織トロンボプラスチン及び塩化カルシウム他を含
　む）を蒸留水で溶解する。

　　<u>これは調整済のものを-80℃保存してあるので用時、37℃で解凍してそのまま用い</u>
　<u>る。</u>

3) 測定法

操作	
複合因子測定試薬	250μL
	37℃ 2分間加温
検体	30μLを加えると同時に混合してストップウォッチスタート
	凝固するまで試験管を数秒おきに傾けて凝固終点までの時間を測定

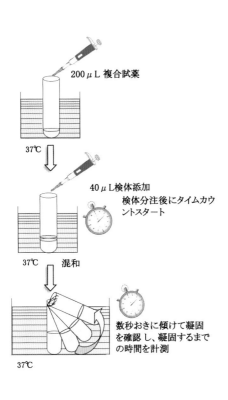

200μL 複合試薬

37℃

40μL検体添加
検体分注後にタイムカウ
ントスタート

37℃　混和

数秒おきに傾けて凝固
を確認し、凝固するまで
の時間を計測

37℃

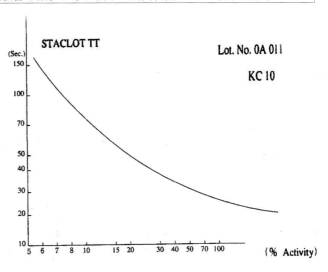

STACLOT TT   Lot. No. 0A 011

KC 10

(% Activity)

凝固時間68秒
結果：15%

				INR determination					
Sec	%	INR	Sec	%	INR	Sec	%	INR	
7	100<	0.84	30	49	1.40	43	28	1.93	68	15	2.92

Sec	%	INR	Sec	%	INR	Sec	%	INR	Sec	%	INR
7	100<	0.84	30	49	1.40	43	28	1.93	68	15	2.92
10	100<	0.88	31	48	1.44	44	27	1.97	72	14	3.07
15	100<	0.93	32	43	1.48	45	26	2.01	76	13	3.22
20	100	0.97	33	41	1.52	46	25	2.06	81	12	3.41
21	98	1.01	34	39	1.56	47	24	2.08	88	11	3.68
22	88	1.06	35	37	1.60	49	23	2.17	98	10	3.98
23	80	1.10	36	36	1.65	50	22	2.21	106	9	4.35
24	73	1.14	37	34	1.69	52	21	2.28	118	8	4.79
25	68	1.19	38	33	1.73	54	20	2.37	126	7.5	5.08
26	63	1.23	39	32	1.77	56	19	2.45	135	7	5.41
27	58	1.27	40	31	1.81	58	18	2.53	145	6.5	5.77
28	56	1.31	41	30	1.88	61	17	2.64	157	6	6.19
29	52	1.36	42	29	1.89	64	16	2.76			

ISI ＝ 1.03
ISI ＝ International Sensitivity Index
INR ＝ International Normalized Ratio

【結果】

検体	1	2	平均値
正常血漿			
吸着血漿1			
吸着血漿2			

【考察】

吸着血漿と正常血漿の差及び、用いた吸着血漿はワルファリン療法のコントロール域から判断するとどの程度の領域か等、考察する。

112

参考資料 ⅩⅠ

抗凝固療法

近年、経口抗トロンビン薬や、経口抗Xa薬が開発され、使用されている。直接的な阻害剤が開発され、ワルファリンと比較して食事制限もなくなり、抗凝固のモニタリング検査の必要もなくなった。しかし、世界的にはまだまだ、ワルファリン療法は行われている。

【ワルファリン療法の実際】

ワルファリン療法における治療域の設定は、血液凝固能を低下させて血栓形成を十分に予防するとともに、かつ出血を起こさない範囲の血液凝固能レベルとして、経験的に決められてきたものである。ワルファリン療法で使用される血液凝固能検査は世界的にはプロトロンビン時間であるが、わが国では従来トロンボテストの使用頻度が高かった。

1. トロンボテストでの治療域 （コントロール値）

トロンボテスト（ＴＴ）では10〜25％あるいは5〜15％とするものもあるが、概ね8〜15％前後とされている。充分な抗凝血効果を必要とする症例では、15％以下が必要とされているが、出血の副作用に配慮して、少なくとも5％以下にはならないようにする（各適応疾患の治療域及びＴＴとＩＮＲの相関については表1、表2を参照のこと）。

2. プロトロンビン時間での治療域 （コントロール値）

プロトロンビン時間（ＰＴ：Quick1段法）では投与前値または正常値（12秒前後の1.5〜2.5倍、概ね2倍前後、活性値で15〜30％とされている。しかし、ＰＴはその測定時に使用するトロンボプラスチン試薬の種類により、力価が異ることや、施設によりPTを秒、比、活性などとその表示方法が異ることなどの問題から、どのような試薬を用いてもPTを比較できるように標準化する目的でINR（International Normalized Ratio）という標記法が提案されている。

3. INR（プロトロンビン時間）での治療域 （表1）

INRは、1977年にWHOが標準品としたヒト脳トロンボプラスチンを用いた場合のPT比に換算した値である。1979年には、二次標準品としてウシ脳トロンボプラスチンも作られている。

表1 INRによる経口抗凝血薬療法の 3つの代表的な治療域の勧告案

適応	推奨されるプロトロンビン時間比(INR)	
	British Society for Haematology (1990)	ACCP/NHLBI Consensus(1995)
術後の深部静脈血栓の予防 （一般の外科手術後）	2.0～2.5	
腰部手術と骨折における術後深部静脈血栓症の予防		2.0～3.0
心筋梗塞における静脈血栓塞栓症の予防		
静脈血栓症の治療	2.0～3.0	
肺塞栓症の治療		
一過性脳虚血発作		?
生体人工弁置換例		2.0～3.0
心房細動		
心臓弁膜症		
反復性の深部静脈血栓症,肺塞栓症		
心筋梗塞を含む動脈疾患	3.0～4.5	
機械人工弁置換例		2.0～3.0, 2.5～3.5
反復性体循環系塞栓症		2.0～3.0

表2 トロンボテスト（ＴＴ）と ＩＮＲの相関

TT(%)	INR	TT(%)	INR
100	1	16	2.1
90	1.03	15	2.1
80	1.05	14	2.2
70	1.08	13	2.3
60	1.13	12	2.5
50	1.2	11	2.6
45	1.24	10	2.8
40	1.29	9	3
35	1.37	8	3.3
30	1.47	7	3.6
25	1.6	6	4.2
20	1.81	5	4.8
19	1.87	4	5.9
18	1.92	3	7.5
17	2		

D 可溶性フィブリンモノマー複合体測定

実習内容：可溶性フィブリンモノマー複合体の測定及びその臨床的意義を理解習得する。

【臨床的意義】

可溶性フィブリンモノマー複合体とはフィブリノーゲンにトロンビンが作用すると、フィブリノーゲンの α と β 鎖からフィブリノペプタイドA、 Bを遊離させる。このペプタイドを失ったフィブリノーゲンは、可溶性フィブリンモノマーと呼ばれる。さらに、トロンビンで活性化された第XⅢ因子がフィブリノゲンの ε リジン残基間にアミノ基の転移を行う。これを架橋結合といい、フィブリノゲンは非可溶性フィブリンポリマーとなる。このペプタイドを失ったフィブリンモノマーは、まだ可溶性であることから可溶性フィブリンモノマー複合体と呼ばれる。従って、この可溶性フィブリンモノマー複合体を見い出すということは、フィブリノゲンにトロンビンが作用した証拠であり、言い換えれば、トロンビンが存在したことを反映する。種々の、血栓性疾患などで、しばしば、可溶性フィブリンモノマー複合体が陽性となる。その臨床的意義はTATやプロトロンビンフラグメントなどと同様である。

【測定原理】

可溶性フィブリンモノマー複合体の抗体を感作させた赤血球を用いる。可溶性フィブリンモノマー複合体がある場合、この可溶性フィブリンモノマー複合体抗体感作赤血球が可溶性フィブリンモノマー複合体を介してお互い結合（抗原抗体反応）し、それは赤血球の凝集塊として観察される。この凝集塊の大きさで半定量される。

【材料と方法】

1. 材料

① ヒト正常血漿（下記の検体調整に従って調整したもの）② 可溶性フィブリンモノマー複合体測定試薬　ＦＭ試薬（蒸留水0.2mLで溶解して用いる）③ 陽性コントロール（蒸留水0.2mLで溶解して用いる）④ 陰性コントロール（蒸留水0.2mLで溶解して用いる）⑤反応板 ⑥ ピペット ⑦ 栄研チューブ

2. 検体調整

Aの実験で採血した駆血前を検体A、駆血後を検体Bとする。

3. 測定法

① 試料血漿または陽性、陰性コントロール血漿100μLを栄研チューブに分注する。

② ＦＭ試薬 50μLを検体A→検体B→陽性→陰性の順に加えて混和し、37℃で10分間加温する。

③ 反応液全量を反応板に移し、室温で6分間混和する。

④ 凝集塊の有無を判定する。

⑤ 凝集塊のない場合は（－）、凝集塊の大きさにより（＋）〜（＋＋＋）まで判定する。

【操作法】　　　　　　　　　　　　　　　　SFMC

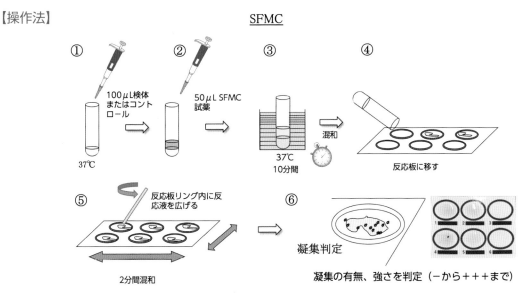

【結果】

コントロール及び検体

可溶性フィブリンモノマー複合体	陽性コントロール	陰性コントロール	検体A	検体B
1 （-, +/-, +, ++, +++）				

【考察】
検体AとBに差が認められた場合、また、認められなかった場合、その原因を考察せよ。

E. 凝固線溶系分子マーカー定量

分子マーカーのEIAによる定量

凝固線溶系の分子マーカーは種々報告されており、保険適応されているものから研究レベルのものまで種々定量キットが市販されている。本書では、トロンビン・アンチトロンビンⅢ（TAT）複合体について述べる。

トロンビン・アンチトロンビンⅢ（TAT）複合体の自動分析機による測定

実習内容：凝固線溶血小板系分子マーカー（酵素と阻害剤の複合体、ペプタイド、細胞内
特殊タンパク等）を自動サンドイッチ酵素免疫測定装置で定量し、その原理並
びに臨床的意義を理解する。

必要血液量：4mL（クエン酸血）

【原理】目的の分子マーカーに対する第一抗体を固相したプレート（ボール）と、西洋ワ
サビペルオキシターゼなどで標識した第二抗体とを用いて、分子マーカーをサン
ドイッチ状に挟んだ複合体を2ステップで形成させます（2ステップサンドイッ
チＥＩＡ法）。次いでこの複合体の量を酵素反応系により測定します。プレート
（ボール）に固定された分子マーカーは、その量に応じて、第二抗体の標識酵素
の活性量が変化します。この酵素活性は結合した分子マーカーに比例します。酵
素活性を比色法で求めることにより、検体中の分子マーカー濃度を測定します。
最近はこの測定工程を全自動装置で行うようになっており、用手法で行うことは
ほとんどなくなった。それに伴い、測定試薬の供給も、全自動装置用の試薬のみ
が供給されているのが現状である。従って、実習も全自動装置を用いて行うが、
その原理を理解することが重要である。

【材料、機器】
キット構成品：固相チューブ（トロンビン抗体ウサギ）、標識抗体（ペルオキシ
ダーゼ標識アンチトロンビンⅢ抗体ウサギ）、緩衝液、HPPA基質液（3-（p-ヒ
ドロキシフェニル）プロピオン酸4.0mg/mL）、反応停止液（硫酸）、洗浄液、TAT
標準物質、TATコントロール、マイクロチューブ、ボルテックスミキサー、自動
EIA分析機　（ELSIA　F300 Sysmex）

116

<u>検体調整</u>

被検者上肢より3.14％クエン酸ナトリウムを用いて1.8mL採血を行い、引き続き上肢を5分間駆血してうっ血させる。同様に採血を行い、駆血前後のサンプルを2つ得る。3000rpm10分間の遠心分離で血漿を得る。この血漿各50μLをマイクロチューブにとり、生理食塩水1000μLを加えて21倍希釈します。希釈後、測定チューブに300μL程度を分注する。それぞれ駆血前を検体A、駆血後を検体Bとする。

<u>標準物質溶液の調整</u>

TAT標準物質（0, 10, 20, 40, 80ng/mL）各バイアルを精製水2.0mLで溶解して用いる。
<u>実習では調整したものを配布する。</u>

EIAによる測定（用いる機器の使用説明書に従う）

<u>ELSIA を使用した例</u>

エルジアは検体・試薬の分注並びにインキュベーション、洗浄、蛍光測定に至るEIA反応の全てをプログラム制御で自動処理できる汎用性の高い機器である。特徴として、通常長時間必要な免疫反応を表面積を大きくしたユニークな固相チューブを用いる事で劇的な短縮が可能となっている。
<u>実習ではELSIAを用いて自動分析を行う（操作法は機器により異なる）。</u>

<u>用手法による操作法（参考）</u>

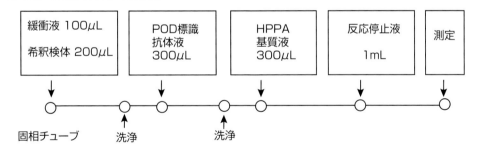

① 検体（二種類）50μLをマイクロチューブにとり、生理食塩水1000μLを加えて21倍希釈する。それぞれ配布済みのチューブに300μL程度とる（二重測定）。なお、標準物質は希釈せずそのまま用いる。
② 固相チューブに緩衝液100μLおよび希釈検体200μLを分注する。
③ 37℃の恒温漕中で撹拌しながら10分間反応させる。
④ 1次反応終了後、洗浄後、洗浄液1.5mLを分注して37℃で1分間撹拌する。
⑤ 37℃の恒温槽中で撹拌しながら9分間反応させる。
⑥ 洗浄後、洗浄液1.5mLを分注して37℃で1分間撹拌する。

⑦ 再度、洗浄後、HPPA基質液300μLを分注する。

⑧ 37℃の恒温槽中で攪拌しながら10分間反応させる。

⑨ 反応停止液を各試験管に1mLを分注する。

⑩ 反応停止後、1時間以内に励起波長323nm、蛍光波長410nmで蛍光強度を測定する。

⑪ TAT標準液を②から同様に操作して蛍光強度を求める。

⑫ 標準物質に対して得られた相対蛍光強度を縦軸に、TAT複合体濃度を横軸にプロットし、各点を結ぶ直線を引くことにより検量線を作成する。

⑬ この検最線から検体の相対蛍光強度と対応するTAT複合体濃度を読みとる。

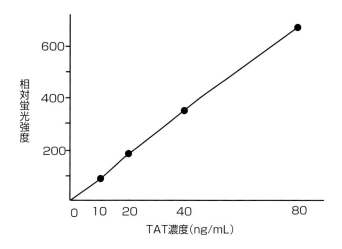

【結果】

標準曲線

TAT複合体　（ng／mL）	0	10	20	40	検体A	検体B
1　（RFI$_{410}$）						
2　（RFI$_{410}$）						
平均値						

検体

	TAT複合体　（ng／mL）
検体A（駆血前）	
検体B（駆血後）	

【考察】

　　上腕圧迫によりTAT複合体レベルに差が認められた場合、その理由を考察せよ。参考データとして、同様の条件でPICを測定した場合、その測定値は駆血により、著しく上昇した。

【ⅩⅣ】 線維素溶解能に関する実習

A フィブリン平板法による線溶活性測定

実習内容：フィブリン平板を作成してプラスミノゲンの活性化からプラスミンによるフィブリン溶解に至る反応を理解する。

【原理】フィブリノーゲン液にトロンビン液を加えて作成したフィブリン平板（標準平板）にプラスミノゲンアクチベータを添加することによりフィブリンに含有されている充分量のプラスミノゲンがプラスミンに活性化されて平板を構成するフィブリンを溶解する。その溶解面積はプラスミノゲンアクチベータ活性に依存する。一方、フィブリノーゲン液からプラスミノーゲンを予め除去したフィブリノゲンを用いて作成したフィブリン平板（プラスミノゲンフリー平板）の溶解面積はプラスミン活性を反映する。

【器具と薬品】
シャーレ、尖端ピペット、ホウ酸緩衝液（ＢＳＢ）、ウシフィブリノーゲン、トロンビン、ＵＫ（ウロキナーゼ）、プラスミン、トラネキサム酸またはイプシロンアミノカプロン酸（プラスミノーゲンの活性化阻害剤）、氷水、ビーカー

◎100u/mLウシトロンビン液の調整：1000u/mLのウシトロンビン液350μLにトリス塩酸緩衝液（CaCL$_2$入り）3150μLを加え、100u/mLに調整する。

フィブリン平板作製法
1）ビーカーで純化フィブリノーゲン（市販ウシフィブリノーゲン）を400〜800mg/100mLになるようにホウ酸緩衝液（pH7.75）40mL（約4枚分）に溶解し、0.4〜0.8％フィブリノーゲン液*を作成する。広口ビーカーに入れた緩衝液の表面に静かにフィブリノゲンを重層する。決して混ぜないこと（溶解しなくなる）。
　　*：実習では調整済み凍結フィブリノゲン液を用いる。
2）溶解後（37℃、約30分間放置）、この液を4枚のシャーレに10mLずつ分注する。2枚のシャーレに1Mトラネキサム酸注（イプシロンアミノカプロン酸）500μLを加えて良く混和する。全てのシャーレに10％エバンスブルーを1μL加える。
3）左手でシャーレを前後左右にゆっくり動かしながら、ピペッターで100μ/mLトロンビン液（CaCL$_2$を含む）500μLを速やかに入れ、よく混合する。数秒の間にトロンビンを入れ終わり、その後はシャーレを動かさないで約30分間フィブリン膜が形成されるのを待つ。

注：プラスミノーゲンフリー平板は、通常、リジンセファロースを用いたアフィニティークロマトグラフィーで得られたフィブリノーゲン液を用いて作製される。これを簡易化する為に、プラスミンへの活性化を阻害するトラネキサム酸やEACAを加えておき、プラスミンへの活性化を阻害しておくことで、プラスミノーゲンフリー平板として用いることができる。

ユーグロブリン分画調整

【原理】ヒト血漿を酢酸緩衝液で希釈し、pＨを5.6に調整する。この時沈澱してくる蛋白（等電点沈殿）をユーグロブリン分画と呼び、プラスミノーゲンアクチベーター，プラスミノーゲン、フィブリノーゲンを多く含み、プラスミンインヒビターは含まれない。インヒビターが存在する生理的条件下では認められない線溶活性が観察できる。

【器具と薬品】スピッツ、ガラス棒、酢酸ナトリウム緩衝液（pＨ 5.2，0.01Ｍ）、ホウ酸ナトリウム緩衝食塩溶液（0.05Ｍホウ酸Na液 （19.108g Na$_2$B$_4$O$_7$·10H$_2$O/L） : 0.2Ｍ ホウ酸食塩液 （12.404g H$_3$BO$_3$+2.925g NaCl/L）＝2：8 ）、氷水

ユーグロブリン分画調整法

1）10ｍL容の試験管に血漿 0.5 mLを分注する。さらに冷やした酢酸ナトリウム緩衝液9.5mLを加えるか、冷蒸留水9.5mLを加えて1%酢酸を2、3滴加えて、4℃に60分放置する。

2）3000 rpmで15分間遠心し、上清を捨て、逆さにしたままで遠心管内壁に残っている液を濾紙で充分吸い取る。

3）沈澱物にホウ酸ナトリウム緩衝食塩溶液（BSB）を0.5ｍL加え、ガラス棒で均一になるまで攪拌溶解する。これをフィブリン平板法の検体として用いる。氷中に保存する。

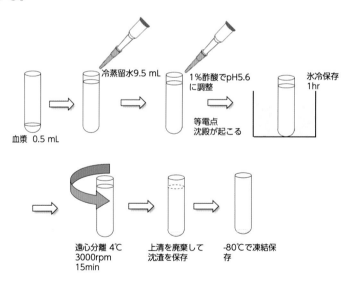

プラスミノゲンアクチベータ溶液調整

次頁の表に従って調整したウロキナーゼ（ＵＫ10 U/mL）、プラスミン（PL1 U/mL）の希釈系列の各液を0.1mLのピペットで、0.03mL滴下する（フィブリン膜の直ぐそばで滴下する）。

プラスミノゲンアクチベータ溶液調整

	1U/mL	0.5U/mL	0.25U/mL	0.125U/mL
UK原液（10 U/mL）	0.1 ⇨	0.5 ⇨	0.5 ⇨	0.5
BSB（mL）	0.9	0.5	0.5	0.5

UK原液（10U/m l）はUK100単位100μLをBSB900μLで10倍希釈したものを用いる。

プラスン液調整

プラスミン（2.0U/mL）1.5mLにBSB 1.5mL加えて1.0 U/mLに調整する。

	1U/mL	0.5U/mL	0.25U/mL	0.125U/mL
プラスミン（1.0 U/mL）	1.0 ⇨	0.5 ⇨	0.5 ⇨	0.5
グリセリン液（mL）	0	0.5	0.5	0.5

【測定手技】

① 調整したウロキナーゼ（ＵＫ10 U/mL）、プラスミン（PL 1 U/mL）の希釈系列の各液を二種類のフィブリン平板に0.03mL滴下する（フィブリン膜の直ぐそばで滴下する。）
② 同様に調整したユーグロブリン分画を二種類のフィブリン平板に0.03mL滴下する。
③ 20時間、37℃のフラン器に放置し、溶解面積（ Lysed area、長径 ×短径、mm^2）を測定する。（翌日観察）
④ 各平板のＵＫ、Ｐｌによる溶解面積を横軸に、単位を縦軸にとって標準曲線グラフを描く。これを用いてユーグロブリン分画液の活性をUK、PL単位に換算してアクチベーター活性、プラスミン活性を求める。並びに両平板の溶解の相異からフィブリン溶解のメカニズムを考察する。

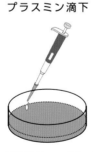
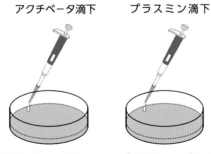
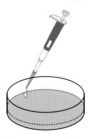

アクチベータ滴下　　プラスミン滴下　　アクチベータ滴下　　プラスミン滴下

プラスミノーゲン（+）　プラスミノーゲン（+）　プラスミノーゲン（-）　プラスミノーゲン（-）

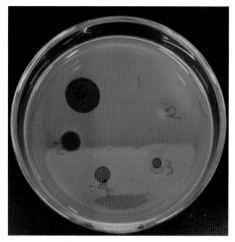

フィブリン標準平板における
UK の線溶活性による溶解例

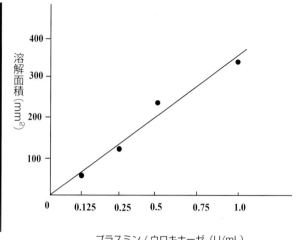

UK　標準曲線

フィブリン標準平板による線溶活性評価　　Plg（-）フィブリン平板による線溶活性評価

【結果及び考察】

フィブリン標準平板　標準曲線

	1U/mL	0.5U/mL	0.25U/mL	0.125U/mL	ユーグロブリン分画　駆血前	ユーグロブリン分画　駆血後
ウロキナーゼ（mm²）						
プラスミン（mm²）						

ミノーゲンフリー平板（トラネキサム酸入り平板）　標準曲線

	1U/mL	0.5U/mL	0.25U/mL	0.125U/mL	ユーグロブリン分画　駆血前	ユーグロブリン分画　駆血後
ウロキナーゼ（mm²）						
プラスミン（mm²）						

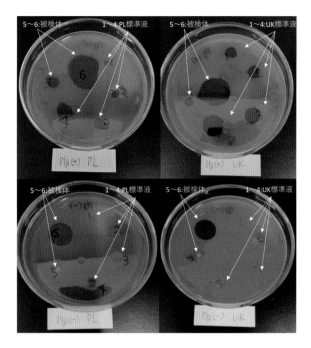

結果の一例

B フィブリン分解産物（FDP）の測定

実習内容：フィブリン分解産物の測定を行う。臨床検体及びフィブリンにプラスミンを経
　　　　　時的に作用させて種々分解過程のFDPを測定する。フィブリン分解産物の証明
　　　　　が二次線溶を反映することを観察し、一次線溶と二次線溶の違いを理解する。

【原理】フィブリン分解産物（FDP）に対する抗体をラテックス粒子にコーティングした
抗体溶液を用いて、検体中のFDPを抗原抗体反応（凝集の有無）により判定する。陽性
（はっきりとした凝集が認められた場合）を示した検体については、倍々希釈を繰り返
し、陰性と陽性の境界を示す希釈倍数を求める。用いた試薬感度（0.5 μg/mL）に最終希
釈倍数を掛けた値がその検体のFDP値となる。

※市販されている抗体はFDPとFgDP両方に反応するもの（トータルFDP）、FDPのDダ
イマーのみに反応するもの、FDPのE分画に反応するものなど種々入手可能である。しか
し、厚労省のDIC判定基準（現行基準）に記載されているFDP測定はFDPとFgDP両方に
反応する抗体を用いたいわゆるトータルFDPを測定する方法であることに注意。

試薬

① 純化ヒトフィブリノゲン溶液（調整済み）②ウシトロンビン（100単位 / mL 0.025M
塩化カルシウム入り、調整済）③プラスミノゲン（2単位/mL）④アプロチニン* ⑤
FDP定量試薬Ⅰ（トータルFDP測定用、抗フィブリノゲン抗体感作ラテックス試薬）
⑥FDP定量試薬Ⅱ（Dダイマー測定用、抗ヒトDダイマー抗体感作ラテックス試薬）⑦
ストップウォッチ

＊：プラスミンの阻害剤

方法
1) FDP、FgDP各分画の調整

プラスミンの調整

Aで調整したプラスミン（1.0 U/mL）を用いる。

ウシトロンビンの調整

Aで調整したウシトロンビン（100u/mL）を用いる。

フィブリノゲン分解産物（FgDP）調整法

① 5mLのヒトフィブリノゲン溶液（300mg/dL）に1mLのプラスミン1.0単
位を加える。

② 1、5、15、30、60分後に反応液0.8mLを取り出し0.1mLのアプロチニン
と 0.1mLトロンビン（100U/mL）（*使用するFDP試薬がフィブリノゲ
ンと反応しない場合は加える必要はない。各反応液の分注量は0.9mLにす
る）の入った試験管に分注し反応を停止させる。

③ 3000rpm10分間遠心して得られた上清をFgDP分画液として用いる。

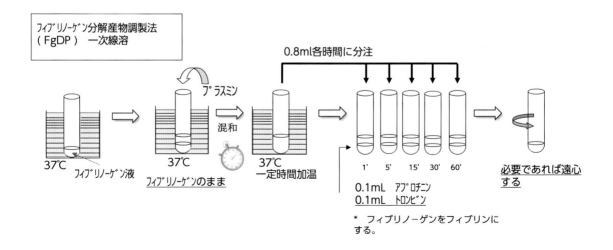

124

フィブリン分解産物（FDP）調整法
　　① 4.5mLのヒトフィブリノゲン溶液（300mg/dL）に0.5mLのトロンビン100単
　　　位を加え、37℃で15分間インキュベーションを行いフィブリンを形成させる。
　　② 事前に作成したプラスミン溶液1mLを添加して激しく混和すると同時にタイ
　　　ムカウントをスタートする。
　　③ 1、5、15、30、60分後に反応液より0.9mLを取り出し、0.1mLのアプロチ
　　　ンの入った試験管に分注し反応を停止させる。
　　④ 3000rpm10分間遠心して得られた上清をFDP分画液として用いる。

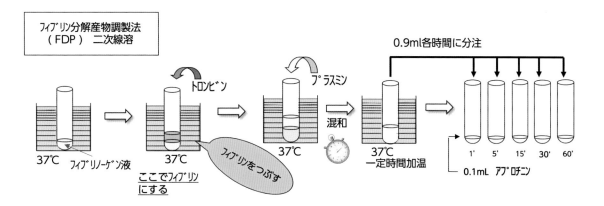

2）FgDP、FDP測定手技
　　① 50μLの被検体を150μLのアルブミン溶液で希釈し検体とする（4倍希釈）。
　　② 反応板リング内に検体20μLを加えてFgDP試薬、FDP-Dダイマー試薬20μ
　　　Lを添加し、混和棒で良く混ぜる。
　　③ 2分間混和後、凝集の有無を判定する。はっきりとした凝集が認められる場
　　　合を陽性とする。
　　④ 本来、試薬感度（2.5μg/mL、フィブリノゲンが0.5μg/mL以上存在する
　　　とき凝集する）に検体の希釈倍数を乗じてFDP濃度を半定量するが、実習で
　　　は判定を5段階にする（次表参照）。

本来の濃度計算法

　　　FDP濃度（μg/mL）＝2.5×陽性を示す最高希釈倍率

　参考：強い凝集塊が認められる場合は検体をさらに倍々希釈（検体とアルブミン溶
　　　　液を等量ずつ混ぜる）して同様に①から操作し凝集が認められなくなる希釈
　　　　倍数を求める。

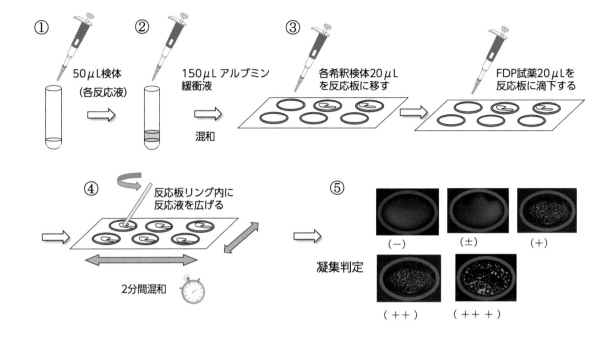

判定方法

判定	0μg/mL以下	0.25μg/mL	0.5μg/mL	1μg/mL	5μg/mL以上
凝集	(－)	(±)	(＋)	(＋＋)	(＋＋＋)

【結果】

プラスミンによる経時的フィブリノゲン分解産物

反応時間（分間）	1	5	15	30	60
FgDP量					

プラスミンによる経時的フィブリン分解産物

反応時間（分間）	1	5	15	30	60
FDP量					

【考察】

純化系における経時的なフィブリン、フィブリノゲン分解により、どの様なＦＤＰが産生されたかグラフ化してみる。生体における二次線溶と一次線溶にあてはめてみると、どの様なことがいえるか考察する。

評価：

臨床血液学臨地実習　確認試験

学籍番号：＿＿＿＿＿＿＿＿クラス：＿＿＿＿＿氏名：＿＿＿＿＿＿＿＿＿＿＿

実習内容
確認試験は、4つの内容（血液細胞目視、血液塗抹標本、赤血球恒数算出作成、主な血液細胞の同定）を実施します。

1.血液細胞目視

① 実験台にある試薬、器具を用いて赤血球を目視できるように調整する。血液の希釈はピペットで行う。（血液：Gowers液＝10μL：1990μL）
自己調整した希釈液を計算板に注いで顕微鏡に移動する。
② 顕微鏡を調整して赤血球を目視して、赤血球数を算出する。

「成績結果」
赤血球カウント記録

区画	1	2	3	4	5	6	7	8	9	10
カウント数										

計算式：＿＿＿＿＿＿＿＿＿＿＿＿＿＿＿＿＿＿＿＿＿＿＿＿＿

細胞数：＿＿＿＿＿＿＿＿＿＿＿＿＿＿＿＿＿＿＿＿＿＿＿＿＿

2.血液塗抹標本作製

① 血液塗抹標本を2枚作成します。
スライドガラスを手で持って行う方法でも、実験台において行う方法、どちらでもよい。

判定　　1枚目：1・2・3・4・5　　　　　2枚目：1・2・3・4・5

3.赤血球恒数算定

① 血液細胞目視で算定した赤血球数を用いて、ヘモグロビン量とヘマトクリット値を測定して、MCV，MCH、MCHCを求めて下さい。但し、ヘモグロビンは、与えられた吸光度値から事前に作成された標準曲線より求める。（吸光度は0.3）ヘマトクリットは、実験台に用意したヘマトクリット管より求める。

　　※求める計算式および単位も書くこと

「成績結果」

赤血球数：＿＿＿＿＿＿＿＿＿＿＿＿　ヘモグロビン量：＿＿＿＿＿＿＿＿＿＿＿＿＿

ヘマトクリット値：＿＿＿＿＿＿＿

　　　　MCV: 計算式 ＿＿＿＿＿＿＿＿＿＿＿＿＿＿＿＿＿＿＿＿＿＿＿＿＿＿＿

　　　　　　　　答え＿＿＿＿＿＿＿＿＿＿＿＿＿＿＿＿＿＿＿＿＿＿＿＿＿＿＿

　　　　MCH: 計算式 ＿＿＿＿＿＿＿＿＿＿＿＿＿＿＿＿＿＿＿＿＿＿＿＿＿＿＿

　　　　　　　　答え＿＿＿＿＿＿＿＿＿＿＿＿＿＿＿＿＿＿＿＿＿＿＿＿＿＿＿

　　　MCHC: 計算式＿＿＿＿＿＿＿＿＿＿＿＿＿＿＿＿＿＿＿＿＿＿＿＿＿＿＿

　　　　　　　　答え ＿＿＿＿＿＿＿＿＿＿＿＿＿＿＿＿＿＿＿＿＿＿＿＿＿＿

4.血液細胞の同定

モニターに映された細胞No.1～No.5の細胞を同定しなさい。

提示細胞	細胞名	判定根拠
No.1		
No.2		
No.3		
No.4		
No.5		

【略歴】　山下　勉（やました　つとむ）

学校法人神戸学院大学　栄養学部　教授（学部長）

1957年　大阪市生まれ。1997年神戸学院大学食品薬品総合科学研究科にて博士号（食薬博乙第二七号）取得。1980年臨床検査技師免許（68552号）取得。18年間の学校法人兵庫医科大学病院勤務を経て、1998年神戸学院大学栄養学部助教、2013年准教授を経て同学教授。2017年より神戸学院大学栄養学部学部長、同研究科長、食品薬品総合科学研究科長、現在に至る。専門は、血栓止血学、臨床血液学。

臨床血液学実習書

発刊日　2022年3月15日
著　者　山下　勉ⓒ
装　丁　二宮　光
発行人　佐藤雅美
発行所　神戸学院大学出版会

発売所　株式会社エピック
　　　　651−0093　神戸市中央区二宮町1−3−2
　　　　電話078（241）7561　FAX078（241）1918
　　　　http://www.epic.jp　E-mail info@epic.jp
印刷所　モリモト印刷株式会社

ⓒ2022　Tutomu Yamashita Printed in Japan
ISBN978-4-89985-219-3 C3047